Laran Chetty

# Physiotherapie in der Arbeitsmedizin

D1672397

Laran Chetty

# Physiotherapie in der Arbeitsmedizin

## Die Perspektive mehrerer Interessenvertreter

ScienciaScripts

**Imprint**

Any brand names and product names mentioned in this book are subject to trademark, brand or patent protection and are trademarks or registered trademarks of their respective holders. The use of brand names, product names, common names, trade names, product descriptions etc. even without a particular marking in this work is in no way to be construed to mean that such names may be regarded as unrestricted in respect of trademark and brand protection legislation and could thus be used by anyone.

Cover image: www.ingimage.com

This book is a translation from the original published under ISBN 978-620-0-31173-3.

Publisher:
Sciencia Scripts
is a trademark of
International Book Market Service Ltd., member of OmniScriptum Publishing Group
17 Meldrum Street, Beau Bassin 71504, Mauritius
Printed at: see last page
**ISBN: 978-620-0-86471-0**

Copyright © Laran Chetty
Copyright © 2020 International Book Market Service Ltd., member of OmniScriptum Publishing Group

# Physiotherapie in der Arbeitsmedizin

## Die Perspektive mehrerer Interessenvertreter

Laran Chetty

# Inhaltsverzeichnis

# KAPITEL EINS: EINLEITUNG

## Beruflicher Kontext des Projekts

Im Kontext der Berufsausübung wird die arbeitsmedizinische Physiotherapie als eigenständige Disziplin im Vereinigten Königreich zwar seit den 1940er Jahren praktiziert und hat sich in den letzten Jahrzehnten weiterentwickelt (Daley und Miller, 2013), aber erst im letzten Jahrzehnt hat die Rolle der arbeitsmedizinischen Physiotherapie als Beruf Anerkennung gefunden, der in arbeitsmedizinische Abteilungen eingebettet werden kann, vor allem weil Organisationen, Mitarbeiter und Angehörige der Gesundheitsberufe begonnen haben, Einblick in die Vorteile einer integrierten Versorgung für das Personal zu gewinnen (Black, 2008; Boorman, 2009). Als Reaktion auf diese Anerkennung hat die Association of Chartered Physiotherapists in Occupational Health and Ergonomics (ACPOHE) einen arbeitsmedizinischen Rahmen für Physiotherapeuten entwickelt (ACPOHE, 2012a). Dieser Rahmen dokumentierte die Rolle der arbeitsmedizinischen Physiotherapeuten als autonome Praktiker mit professionellen Kenntnissen und Fähigkeiten sowie Fähigkeiten zur Interaktion, Entscheidungsfindung und Problemlösung im Zusammenhang mit den Gesundheits- und Wohlfühlbedürfnissen der Belegschaft, um personalisierte Interventionen zu liefern, die die Leistung eines Mitarbeiters bei der Arbeit maximieren (ACPOHE, 2012a). Darüber hinaus hob der Rahmen die wichtige und komplexe Beziehung zwischen arbeitsmedizinischen Physiotherapeuten, dem Arbeitnehmer, dem Arbeitgeber und anderen Mitgliedern des arbeitsmedizinischen Teams hervor, doch die Entwicklung des Rahmens beschränkte sich auf die Expertenmeinungen der Physiotherapeuten (ACPOHE, 2012a).

Die verfügbare Literatur zur arbeitsmedizinischen Physiotherapie hat eine reduzierte Rolle bei der Bewältigung einer muskuloskelettalen Fallbelastung vorgeschlagen (Addley *et al.* 2010; Hoenich, 1997; Pizzari und Davidson, 2013;

Phillips *et al.* 2012), und es gibt keine Studien, die diese Rolle mit Interessenvertretern von außerhalb des Physiotherapieberufs untersucht haben. Dieses Versäumnis in der Literatur stellt eindeutig eine Wissenslücke dar, da nicht bekannt ist, wie Interessenvertreter von außerhalb des Physiotherapieberufs die Rolle der arbeitsmedizinischen Physiotherapie wahrnehmen oder welche Dienstleistungen sie von der arbeitsmedizinischen Physiotherapie erwarten oder ob sie die arbeitsmedizinische Physiotherapie als einen Beitrag zu den arbeitsmedizinischen Dienstleistungen wahrnehmen. Diese Informationen sind für den Beruf des Physiotherapeuten von entscheidender Bedeutung, um sicherzustellen, dass es einen Tarifvertrag über die Rolle der arbeitsmedizinischen Physiotherapie gibt, und um die Entwicklung eines multi-perspektivischen konzeptionellen Rahmens zur Förderung der Praxis von arbeitsmedizinischen Physiotherapeuten zu unterstützen.

Die verschiedenen Interessengruppen schätzen den Beitrag, den die arbeitsmedizinische Physiotherapie zu einem arbeitsmedizinischen Dienst leisten kann, möglicherweise unterschiedlich ein. Wenn z.B. die Interessenvertreter der Ansicht sind, dass die Kosten für die Bereitstellung von arbeitsmedizinischer Physiotherapie die Gewinne überwiegen, dann könnten einige Interessenvertreter die Rolle der arbeitsmedizinischen Physiotherapie als ineffektiv empfinden und ihre Bereitstellung nicht unterstützen oder in Auftrag geben. Traditionell haben Physiotherapeuten ihre Wirksamkeit nachgewiesen, indem sie die Ergebnisse ihrer Intervention in Form von Veränderungen der funktionellen Fähigkeiten und der Symptomatik gemessen haben (Scott und Grimmer, 1995). Es ist jedoch unklar, ob Interessenvertreter von außerhalb des Physiotherapieberufs in der Lage sind, sich auf die Terminologie und die klinischen Konzepte, die den physiotherapeutischen Messungen der Ergebnisse zugrunde liegen, zu beziehen oder sie zu verstehen, und ob die traditionellen Ansätze, die von Physiotherapeuten zum Nachweis ihrer Wirksamkeit verwendet werden, für arbeitsmedizinische Dienste geeignet sind oder nicht. Darüber hinaus können durch die Zusammenarbeit mit verschiedenen

Interessengruppen bisher unbekannte Bedürfnisse der arbeitsmedizinischen Physiotherapie auftauchen, und bekannte Bedürfnisse können verbessert und verfeinert werden. Die Ergebnisse dieses Projekts haben das Potenzial, die Art und Weise, in der arbeitsmedizinische Physiotherapie in arbeitsmedizinischen Abteilungen praktiziert wird, zu verbessern.

Dieses Projekt leistet daher einen originellen Beitrag zum Wissen, indem es als erstes die Rolle der arbeitsmedizinischen Physiotherapie aus der Perspektive verschiedener Interessengruppen untersucht, um die Entwicklung eines multiperspektivischen konzeptionellen Rahmens zur Förderung der Praxis von arbeitsmedizinischen Physiotherapeuten zu unterstützen. Zu den drei verschiedenen Interessengruppen gehören Arbeitsmediziner, Personalmanager und Klienten. Die Auswahl dieser Stakeholder-Gruppen wurde von Grimmer *et al.* (2000) getroffen, die sie als die wichtigsten Stakeholder in der physiotherapeutischen Praxis bezeichneten. Im Rahmen dieses Projekts sind arbeitsmedizinische Kliniker, wie z.B. arbeitsmedizinische Krankenschwestern und Ärzte, traditionelle Mitglieder des arbeitsmedizinischen Teams; Workforce Manager sind für die Beauftragung und Finanzierung der Rollen innerhalb einer arbeitsmedizinischen Abteilung verantwortlich; und Klienten sind die Empfänger der arbeitsmedizinischen Versorgung.

# KAPITEL ZWEI: HINTERGRUND UND KONTEXT

## Gesundheitsversorgung im Vereinigten Königreich

Die Gesundheitsfürsorge im Vereinigten Königreich wird hauptsächlich vom öffentlichen Gesundheitsdienst, dem so genannten NHS, geleistet. Das NHS-Gesetz (1946) trat am 5. Juli 1948 in Kraft und ist am Ort der Nutzung frei und wird von der allgemeinen Besteuerung bezahlt, obwohl mit einigen Aspekten der Versorgung Gebühren verbunden sind (Coulter, 2005). Der öffentliche Dienst dominiert die Gesundheitsfürsorge im Vereinigten Königreich, doch für diejenigen, die bereit sind zu zahlen, stehen private Gesundheitsfürsorge und eine Vielzahl alternativer und ergänzender Behandlungen zur Verfügung (Coulter, 2005). Die private Gesundheitsfürsorge wird größtenteils von privaten Versicherungen bezahlt, aber sie wird von weniger als 8% der Bevölkerung in Anspruch genommen und im Allgemeinen als Ergänzung zu den Leistungen des NHS (Coulter, 2005).

Der NHS hat seit der Einführung des Gesundheits- und Sozialfürsorgegesetzes (2012) große Veränderungen in seiner Kernstruktur erfahren (Informationszentrum für Gesundheits- und Sozialfürsorge, 2012). Organisationen wie Primary Care Trusts (PCTs) und Strategic Health Authorities (SHAs) wurden abgeschafft und neue Organisationen wie Clinical Commissioning Groups (CCGs) gegründet (Health and Social Care Information Centre, 2012). Bis 2014 öffneten sich die NHS-Dienste für den Wettbewerb mit Anbietern, die die NHS-Standards in Bezug auf Preis, Qualität und Sicherheit erfüllten, mit einer neuen Regulierungsbehörde, die als Monitor bekannt ist (Hampton, 2012). Darüber hinaus erhielten die lokalen Behörden Budgets für die öffentliche Gesundheit. Gesundheits- und Wohlfahrtsausschüsse wurden gebildet, um integrierte Arbeitsbeziehungen zwischen den Beauftragten für Dienstleistungen im Bereich Gesundheits- und Sozialfürsorge zu fördern, an denen demokratisch gewählte Vertreter der lokalen

Gemeinschaften beteiligt sind (Hampton, 2012). Hampton (2012) stellte insbesondere fest, dass die Kommunalbehörden enger mit Gemeindegruppen und - agenturen zusammenarbeiten und ihr Wissen über die lokalen Gemeinschaften nutzen müssen, um die Herausforderungen im Gesundheits- und Sozialwesen anzugehen.

Der Gesundheitsminister trägt die oberste Verantwortung für die Bereitstellung eines umfassenden Gesundheitsdienstes in England und dafür, dass der gesamte Dienst zusammenarbeitet, um auf die Prioritäten der Gemeinden zu reagieren und den Bedürfnissen der Patienten gerecht zu werden (Health and Social Care Information Centre, 2012). Das Gesundheitsministerium (Department of Health, DH) ist für die strategische Führung sowohl der Gesundheits- als auch der Sozialfürsorgedienste zuständig, aber es ist nicht mehr der Hauptsitz des NHS und leitet keine NHS-Organisation mehr direkt (Health and Social Care Information Centre, 2012). Die CCGs haben viele der Funktionen der PCTs übernommen und darüber hinaus einige Funktionen, die zuvor vom Gesundheitsministerium wahrgenommen wurden.

Alle Praxen von Allgemeinmedizinern (GP) gehören nun einer CCG an, und zu diesen Gruppen können auch andere Angehörige der Gesundheitsberufe wie Krankenschwestern und Krankenpfleger sowie verwandte Berufsgruppen des Gesundheitswesens gehören. CCGs können jeden Dienstleister beauftragen, der die NHS-Standards erfüllt, und das können NHS-Krankenhäuser, Sozialunternehmen, Wohltätigkeitsorganisationen oder Anbieter aus dem privaten Sektor sein (Health and Social Care Information Centre, 2012). Die CCGs müssen sich jedoch der Qualität der von ihnen in Auftrag gegebenen Dienstleistungen vergewissern, wobei sowohl die Richtlinien des National Institute for Health and Care Excellence (NICE) als auch die Daten der Care Quality Commission (CQC) über die Leistungserbringer berücksichtigt werden müssen (Health and Social Care Information Centre, 2012). Sowohl der NHS als auch die CCGs haben die Pflicht, ihre Patienten, Betreuer und die Öffentlichkeit in Entscheidungen über die von ihnen in Auftrag gegebenen Dienstleistungen einzubeziehen.

Nach der Abschaffung der SHAs wurde die NHS Trust Development Authority (TDA) verantwortlich für die Überwachung der Leistung, Verwaltung und Leitung der NHS Trusts, einschließlich der klinischen Qualität, sowie für die Verwaltung ihrer Fortschritte auf dem Weg zum Stiftungsstatus (Health and Social Care Information Centre, 2012). Die TDA hat eine Reihe von Befugnissen, die von der Ernennung von Vorsitzenden und nicht geschäftsführenden Direktoren bis hin zur Forderung an einen Trust reichen, externe Beratung einzuholen (Health and Social Care Information Centre, 2012).

Der private Gesundheitssektor bietet im Vergleich zu den vom NHS angebotenen Behandlungen ein reduziertes Behandlungsangebot. Die private Gesundheitsfürsorge wird manchmal von den Arbeitgebern über eine Krankenversicherung als Teil eines Leistungspakets für Arbeitnehmer finanziert. Private Krankenversicherer vermarkten ihre Leistungen auch direkt an die öffentliche Hand, und die meisten privaten Gesundheitsfürsorgedienste werden von Spezialisten überwiesen, wobei die meisten Mitglieder ihren NHS-Hausarzt als ersten Ansprechpartner behalten (Doyle und Bull, 2000). Einige Krankenhausgruppen bieten Versicherungspläne an (z.B. die British United Provident Association (BUPA)), und einige Versicherungsgesellschaften haben Abkommen mit bestimmten privaten Krankenhausgruppen (Doyle und Bull, 2000). Einige Patienten des privaten Sektors können in den privaten Flügeln der NHS-Krankenhäuser behandelt werden, wobei in diesem Fall die Versicherungsgesellschaft des Patienten in Rechnung gestellt wird (Doyle und Bull, 2000).

# Arbeitsmedizin im Vereinigten Königreich

Arbeitsmedizin ist ein multidisziplinäres Fachgebiet, das sich mit der Förderung einer sicheren und gesunden Arbeitsumgebung befasst (Fakultät für Arbeitsmedizin, 2010). Die Bereitstellung von Arbeitsmedizin ist aus moralischen, rechtlichen und finanziellen Gründen wichtig (Fakultät für Arbeitsmedizin, 2010). Laut der Weltgesundheitsorganisation (WHO, 1995) sollte der Gesundheitsschutz bei der Arbeit die Förderung und Aufrechterhaltung eines Höchstmaßes an körperlichem, geistigem und sozialem Wohlbefinden der Arbeitnehmerinnen und Arbeitnehmer in allen Berufen zum Ziel haben. Darüber hinaus berichtete die WHO (1995), dass das Hauptaugenmerk für die Gesundheit am Arbeitsplatz auf der Erhaltung und Förderung der Gesundheit und Arbeitsfähigkeit der Beschäftigten sowie auf der Entwicklung von Arbeitskulturen in eine Richtung liegt, die Gesundheit und Sicherheit unterstützt und dabei auch ein positives soziales Klima fördert, das die Produktivität steigern kann. Das Konzept der Organisationskultur soll in diesem Zusammenhang ein Spiegelbild der wesentlichen von der Organisation übernommenen Wertesysteme darstellen, und eine solche Kultur sollte in der Praxis innerhalb der Führungshierarchie gesehen werden (WHO, 1995).

Im Vereinigten Königreich werden die Gesundheits- und Sicherheitsvorschriften von der Health and Safety Executive (HSE) und den lokalen Behörden im Rahmen des Health and Safety at Work Act (1974) ausgearbeitet und durchgesetzt (HSE, 2009a). Dieses Gesetz fördert ein systematisches Management von Gesundheit und Sicherheit durch einen sechsstufigen Prozess, nämlich (a) Politik; (b) Organisation; (c) Planung; (d) Umsetzung; (e) Leistungsmessung; und (f) Überprüfung der Leistung (GSU, 2009a). Die Rolle des GSU besteht darin, sicherzustellen, dass alle diese Komponenten mit einem Auditprozess verbunden sind, der eine Evaluation und eine Feedback-Schleife zur Verbesserung der Leistung vorsieht (GSU, 2012). Dieser systematische Ansatz ermöglicht die Flexibilität, die für eine solide Geschäftsplanung nach Risikoprioritäten erforderlich ist, und im Vereinigten

Königreich geht der Trend bei den Vorschriften weg von präskriptiven Regeln und hin zur Risikobewertung (GSU, 2012).

In der Vergangenheit gab es eine Kluft zwischen der allgemeinen Gesundheitsversorgung und der Arbeitsmedizin (Department of Work and Pensions, 2008). In Großbritannien begann die Regierung um 2006/7 während der Blair/Brown-Labour-Ära, als Lord Darzi mit der Überprüfung des NHS und seiner Belegschaft beauftragt wurde, ein neues Interesse an der Gesundheit am Arbeitsplatz zu entwickeln. Das Ergebnis war der Bericht "High Quality Workforce", der sich für eine Belegschaft einsetzte, die die Bedürfnisse der Patienten widerspiegelt (Gesundheitsministerium, 2008a). Ebenfalls im Jahr 2008 wurde der Dame Carol Black-Bericht (2008) veröffentlicht, der sich auf die britische Bevölkerung im erwerbsfähigen Alter konzentrierte. Der Black-Bericht (2008) war der erste, der sich für eine vollständige Umstrukturierung der arbeitsmedizinischen Dienste einsetzte. Einige der Empfehlungen beinhalteten eine Änderung der Wohlfahrtsdienste, so dass zum ersten Mal arbeitsmedizinische Dienste für Menschen mit Erwerbsunfähigkeitsleistungen angeboten werden könnten; die Einführung des Fitnesszettels im Gegensatz zum früheren Krankenschein; die Beauftragung eines nationalen Dienstes für Arbeitsfähigkeit; und ein Qualitätsakkreditierungssystem, das für alle arbeitsmedizinischen Dienste entwickelt wurde, um sichere und klare Praxisstandards zu fördern (Black, 2008). Die Einführung des Tauglichkeitszeugnisses stieß bei den Hausärzten zunächst auf Befürchtungen, Paton (2011) berichtete jedoch, dass 68% der Hausärzte inzwischen das Konzept der Zertifizierung der Arbeitsfähigkeit unterstützen und dass das Tauglichkeitszeugnis den Dialog zwischen ihnen und ihren Patienten im Hinblick auf die Rückkehr an den Arbeitsplatz gefördert hat.

Im Jahr 2009 wurde Boormans Bericht veröffentlicht, der vom Gesundheitsministerium in Auftrag gegeben wurde, um die Gesundheit und das Wohlergehen der Belegschaft des NHS zu überprüfen. Boormans Bericht (2009) griff die Empfehlungen von Black (2008) auf und wandte sie auf die Belegschaft des NHS an. Boormans Bericht (2009) empfahl, dass Organisationen allen Managern Schulungen zur Gesundheit und zum Wohlbefinden der Belegschaft anbieten und Frühinterventionen für muskuloskelettale und allgemeine psychische Gesundheitsprobleme bereitstellen sollten, für die der Zugang zu Physiotherapie und kognitiver Verhaltenstherapie als bevorzugte Interventionen aufgeführt wurden. Darüber hinaus empfahl Boormans Bericht (2009), dass Organisationen über eine Gesundheits- und Wohlfühlpolitik verfügen und die Struktur ihrer arbeitsmedizinischen Dienste überprüfen sollten, um festzustellen, ob sie für die Bedürfnisse der lokalen NHS-Mitarbeiter geeignet sind. Im März 2013 ergab eine Prüfung der Chartered Society of Physiotherapy (CSP) über Dienstleistungen für Gesundheit und Wohlbefinden am Arbeitsplatz für das NHS-Personal, dass die NHS-Krankenhäuser die Empfehlungen von Boorman (CSP, 2013) nicht vollständig umgesetzt und in einigen Fällen nicht einmal versucht hatten, sie umzusetzen.

Im Dezember 2010 wurden die Akkreditierungsstandards für den 'Safe Effective Quality Occupational Health Service' (SEQOHS) eingeführt. Die Akkreditierungsstandards wurden von einem breiten Spektrum von Interessenvertretern festgelegt, wie dem Gesundheitsministerium, der Fakultät für Arbeitsmedizin (FOM) und dem Royal College of Nursing (RCN), und zum gegenwärtigen Zeitpunkt bleibt SEQOHS eine freiwillige Aktivität für arbeitsmedizinische Dienste (SEQOHS, 2013). Als Teil einer Neuauflage der SEQOHS-Standards wurde das System am 01. Mai 2015 für arbeitsmedizinische Physiotherapiedienste geöffnet (SEQOHS, 2015). Dieser Entscheidung ging ein erfolgreiches Pilotprojekt voraus, das in Zusammenarbeit mit ACPOHE durchgeführt wurde und bei dem die Anwendbarkeit der SEQOHS-Standards und der Untermauerungsprozesse im Vergleich zu arbeitsmedizinischen Physiotherapiediensten getestet wurde (SEQOHS, 2015). Dies wurde als eine große Chance für die arbeitsmedizinischen Physiotherapiedienste angesehen, auf ein etabliertes und respektiertes Akkreditierungszeichen hinzuarbeiten (SEQOHS, 2015).

Im August 2014 wurde die National School of Occupational Health gegründet. Ziel dieser neuen Initiative war es, die Ausbildungsstandards für Gesundheitsberufe im Zusammenhang mit der Erbringung von arbeitsmedizinischen Leistungen zu erhöhen. Sie zielte insbesondere auf die Entwicklung und Aufrechterhaltung der Aus- und Weiterbildungsstandards in der Arbeitsmedizin und auf die Untersuchung der Entwicklung einer multiprofessionellen Ausbildung für arbeitsmedizinische Krankenschwestern und Krankenpfleger, Physiotherapeuten und andere Disziplinen ab (Fakultät für Arbeitsmedizin, 2015). Im Januar 2015 wurde der National Fit-for-Work Service als ein staatlich finanziertes System für alle Arbeitnehmer eingeführt, die unabhängig von ihrem Arbeitgeber länger als vier Wochen arbeitsfrei sind und eine Beurteilung benötigen, wenn ihr Hausarzt dies empfiehlt (Department of Work and Pensions, 2015).

Die Koalitionsregierung hatte jedoch unterschiedliche Vorstellungen über den NHS, was sich letztlich auf die Bereitstellung von arbeitsmedizinischen Diensten auswirkte. Die bedeutendste Änderung der Koalitionsregierung in Bezug auf den NHS war die Einführung des Gesetzes über Gesundheits- und Sozialfürsorge, das im März 2012 einen königlichen Akzent erhielt (Her Majesty's Parliament, 2012) und nach wie vor eines der umstrittensten Gesetze in der Geschichte des NHS ist. Dieses Gesetz schlug die Einführung des Rahmens "jeglicher qualifizierter Anbieter" vor, der stark politisiert wurde, da die Koalitionsregierung die Einführung von Anbietern von außerhalb des NHS befürwortete. Durch dieses Gesetz der Koalitionsregierung wurden GP-Konsortien als Fondsinhaber eingerichtet, die nun die Macht hatten, Dienstleistungen einzukaufen (Her Majesty's Parliament, 2012). Da die Krankenhauspolitik und -praxis des NHS von der Gesetzgebung der Zentralregierung geprägt wird, bedeutet dies, dass es den NHS-

Krankenhäusern nun freisteht, arbeitsmedizinische Dienste entweder als interne Abteilung oder als ausgelagerte Dienstleistung anzubieten.

Die Reformen der Regierungskoalition führten zu einer Überprüfung der arbeitsmedizinischen Dienste in ganz England. Im Juli 2011 veröffentlichte das Gesundheitsministerium den Bericht 'Healthy Staff, Better Care for Patients - Realignment of Occupational Health Services to NHS England' (Gesundheitsministerium, 2011a). In diesem Bericht wurden die Mindestleistungsniveaus für arbeitsmedizinische Dienste, die Erhebung arbeitsmedizinischer Daten sowie das Engagement und der Informationsaustausch mit anderen arbeitsmedizinischen Diensten empfohlen (Gesundheitsministerium, 2011a). Die Notwendigkeit einer Neuausrichtung der arbeitsmedizinischen Dienste zur Verbesserung von Qualität und Leistungserbringung führte dazu, dass das Gesundheitsministerium das "NHS Health and Wellbeing Improvement Framework" veröffentlichte, das sich für eine verbesserte Qualität, Innovation und Effizienz der arbeitsmedizinischen Dienste einsetzte (Gesundheitsministerium, 2011b).

Im April 2012, auf dem Höhepunkt der NHS-Reformen, veröffentlichten die Arbeitgeber des NHS zwei Dokumente, nämlich "Commissioning Occupational Health Services" und "Your Occupational Health Service" (NHS Employers, 2012). Commissioning Occupational Health Services" erörterte die Anforderungen an die Personalbesetzung, das Audit und die klinische Leitung, während "Your Occupational Health Service" die Anforderungen für die SEQOHS-Akkreditierung mit einer Liste von Qualitätsstandards spezifizierte (NHS Employers, 2012). Im Oktober 2014 wurde die "NHS Five Year Forward View" veröffentlicht, die eine Vision für die Zukunft des NHS darlegte. Sie war von mehreren Partnerorganisationen entwickelt worden, die Gesundheits- und Sozialfürsorgedienste erbringen und beaufsichtigen (NHS England, 2015). Der "NHS Five Year Forward View" rief zu einem präventiven Ansatz bei der

Förderung von Gesundheit und Wohlbefinden am Arbeitsplatz auf und sprach sich dafür aus, dass die Erbringung von arbeitsmedizinischen Leistungen stärker zum Mainstream werden sollte (NHS England, 2015).

Im März 2015 veröffentlichte das Royal College of Physicians die Publikation "Work and Wellbeing in the NHS: Why Staff Health Matters Matters to Patient Care' (Bericht des Royal College of Physicians, 2015) veröffentlicht. In diesem Bericht hieß es, dass Gesundheit und Wohlbefinden des NHS-Personals untrennbar mit der Qualität der Versorgung der Patienten verbunden sind, doch nur 28 Prozent der NHS-Krankenhäuser verfügen über einen Plan für die Gesundheit und das Wohlbefinden des Personals (Royal College of Physicians, 2015). Der Bericht hob hervor, dass eine qualitativ hochwertige Patientenversorgung von Arbeitskräften abhängt, die nicht nur körperlich und geistig gut genug sind, um ihre Arbeit zu verrichten, sondern die sich auch geschätzt und unterstützt fühlen (Royal College of Physicians, 2015). Darüber hinaus empfahl der Bericht, dass Organisationen die Gesundheit und das Wohlergehen des Personals als eine Investition in die Wirksamkeit ihrer Dienstleistungen und nicht als optionale Zusatzleistung betrachten sollten; das Personal in die Lage versetzen sollten, Veränderungen so zu beeinflussen, dass es in die Lage versetzt wird, sein Arbeitsumfeld zu gestalten; die physische und psychische Gesundheit ernsthaft angehen sollten, indem sie dem Personal wirksame Unterstützung durch das Linienmanagement und frühzeitige Interventionen bieten (Royal College of Physicians, 2015).

# Dienstleistungsmodelle für den Gesundheitsschutz am Arbeitsplatz

Historisch gesehen waren die arbeitsmedizinischen Dienste bei der Gründung des NHS im Jahr 1948 trotz der Entwicklung des Arbeitsschutzes als Spezialgebiet und der damaligen Gesundheits- und Sicherheitsgesetzgebung nicht in den NHS einbezogen (Torrance und Heron, 2017). Die Pflicht zum Management von Risiken und Gefahren am Arbeitsplatz, einschließlich der Bereitstellung von Gesundheitsüberwachung, lag damals wie heute beim Arbeitgeber (Torrance und Heron, 2017). Der Arbeitgeber hat daher die Autonomie, über das Modell der arbeitsmedizinischen Leistungserbringung zu entscheiden.

Es gibt zwei Hauptmodelle von arbeitsmedizinischen Diensten. Beim ersten Modell können arbeitsmedizinische Dienste als interne Dienstleistung innerhalb einer Organisation erbracht werden, beim zweiten Modell können arbeitsmedizinische Dienste als ausgelagerte Dienstleistung mit einem externen Anbieter erbracht werden.

Der betriebliche arbeitsmedizinische Dienst befindet sich in der Regel in den Räumlichkeiten der Organisation. Das Modell des betriebsärztlichen Dienstes wird häufig von großen Organisationen gewählt, die es sich leisten können, ein eigenes arbeitsmedizinisches Team zu beschäftigen. Die Kosten für die Bereitstellung eines betriebsärztlichen Dienstes werden innerhalb der Gehaltsstrukturen der Organisation festgelegt, wobei der Verhandlungsspielraum begrenzt ist. Bei diesem Modell ist der arbeitsmedizinische Physiotherapeut in der Regel bei der Organisation angestellt. Dieses Modell ermöglicht es den arbeitsmedizinischen Physiotherapeuten, den Mitarbeitern und ihren Problemen "nahe" zu sein, und bietet größere Möglichkeiten, das Arbeitsumfeld, die Prozesse und die Kultur am Arbeitsplatz zu verstehen. Die Mehrheit der NHS Trusts verfügt über eine eigene Physiotherapie-Abteilung, und die arbeitsmedizinischen Dienste haben die Wahl, einen engagierten internen arbeitsmedizinischen Physiotherapeuten mit fortgeschrittenen Kenntnissen und Ausbildung in der arbeitsmedizinischen Praxis zu beschäftigen oder sich direkt an die allgemeine ambulante Physiotherapie-Abteilung des Trusts zu wenden. Pizzari und Davidson (2013) führten eine prospektive fallkontrollierte Studie mit 21 Klienten durch, die arbeitsmedizinische Physiotherapie erhielten, im Vergleich zu 21 gematchten Klienten, die ambulante

Physiotherapie erhielten. Die arbeitsmedizinische Gruppe verbesserte sich signifikant in der körperlichen Funktionsfähigkeit (p=0,00), während sich der psychische Gesundheitszustand in der Kontrollgruppe nach den SF-12-Scores signifikant verschlechterte (p=0,01). Die Ergebnisse zeigten einen signifikanten Unterschied (p=0,00), der die arbeitsmedizinische Physiotherapie-Gruppe für die Rückkehr zu gewohnten Aktivitäten begünstigte. Darüber hinaus zeigte die arbeitsmedizinische Krankengymnastikgruppe im Laufe der Zeit (d.h. nach drei Monaten (p=0,02) und nach sechs Monaten (p=0,00)) eine stärkere Veränderung der körperlichen funktionellen Gesundheitsergebnisse. Diese Studie zeigte eine Verbesserung der Gesundheitsergebnisse durch einen speziellen arbeitsmedizinischen Physiotherapieservice am Arbeitsplatz.

Das ausgelagerte Dienstleistungsmodell ist in der Regel außerhalb der Organisation angesiedelt und kann eine Reihe von separaten Unternehmen umfassen, die arbeitsmedizinische Dienste anbieten. Dieses Modell ist in der Regel die Wahl für kleinere und mittlere Organisationen, die es sich nicht leisten können, ein eigenes arbeitsmedizinisches Team zu beschäftigen. Die Kosten für die Erbringung einer ausgelagerten Dienstleistung sind verhandelbar, da externe Unternehmen von der Organisation unabhängig sind und der Wettbewerb zwischen verschiedenen Unternehmen hart sein kann, was in der Regel die Kosten der Leistungserbringung nach unten treibt. Bei diesem Modell kann der arbeitsmedizinische Physiotherapeut Teil des ausgegliederten Unternehmens sein, völlig unabhängig, da er selbständig ist, oder die Bereitstellung von Physiotherapie könnte über eine Überweisung an den Hausarzt erfolgen, der wiederum den Klienten an seinen örtlichen ambulanten Physiotherapieservice des NHS überweist. Letzteres wird oft kritisiert, weil viele Klienten, die an die ambulante Physiotherapie ihres örtlichen NHS-Krankenhauses überwiesen werden, wegen der langen Wartezeiten für die physiotherapeutische Behandlung in den Primärversorgungskliniken frustriert sind (Watson *et al.* 2008). Darüber hinaus ist es für den arbeitsmedizinischen Physiotherapeuten schwieriger, den Mitarbeitern und ihren Problemen "nahe" zu sein, und ein gründliches

Verständnis der Arbeitsumgebung, der Prozesse und der Kultur am Arbeitsplatz kann ebenfalls eine Herausforderung darstellen.

Es gibt keine Literatur darüber, welches der beiden Dienstleistungsmodelle für den Gesundheitsschutz am Arbeitsplatz von den Organisationen bevorzugt wird. Der Black and Frost-Bericht (2011) "Gesundheit bei der Arbeit" betonte jedoch die Bedeutung eines frühzeitigen Zugangs zu arbeitsmedizinischen Diensten, um langfristige Arbeitsunfähigkeit und Abwesenheit vom Arbeitsplatz zu verhindern, und äußerte Bedenken über die Abtrennung und Fragmentierung der arbeitsmedizinischen Dienste von der Organisation durch den Einsatz mehrerer ausgelagerter Unternehmen.

## Arbeitsmedizinische Physiotherapie als Spezialisierung

ACPOHE ist ein professionelles Netzwerk des CSP und wurde 1947 gegründet, um Physiotherapeuten, die im Bereich Arbeitsmedizin und Ergonomie arbeiten, ein unterstützendes Netzwerk zur Verfügung zu stellen (ACPOHE, 2013). Laut ACPOHE ist die arbeitsmedizinische Physiotherapie ein sich entwickelndes klinisches Fachgebiet, das fortgeschrittene klinische Praxis und organisatorische Kenntnisse eines leitenden, erfahrenen Klinikers erfordert (ACPOHE, 2013). Im Jahr 2019 wurde die arbeitsmedizinische Physiotherapie von der WCPT als bona-fide-Klinikspezialität anerkannt.

ACPOHE hat versucht, die arbeitsmedizinische Physiotherapie als Spezialgebiet der klinischen Praxis zu fördern. Im Jahr 2010 führte ACPOHE ein registriertes Mitgliedschaftssystem ein, in dem Physiotherapeuten als fortgeschrittene Mitglieder anerkannt werden konnten (ACPOHE, 2010). Gegenwärtig gibt es drei Wege, um ein registriertes Mitglied von ACPOHE zu werden, nämlich den Bildungsweg, bei dem die Mitglieder ein Zertifikat, ein Diplom oder einen Masterstudiengang absolvieren müssen, der Kenntnisse und Fertigkeiten im Arbeits- und Gesundheitsbereich entwickelt; einen Kurzkurs- und Fallstudienweg, bei dem die

Mitglieder vier ACPOHE-Kurse absolvieren und eine Fallstudie einreichen müssen; und einen Weg für die Zuweisung von eingehenden Fallstudien, bei dem die Mitglieder zwei eingehende Fallstudien einreichen müssen (ACPOHE, 2010). Im Vereinigten Königreich gibt es keine Master-Studiengänge auf dem Gebiet der Arbeitsmedizin speziell für Physiotherapeuten, und Physiotherapeuten, die sich für eine Hochschulausbildung in diesem Fachgebiet einschreiben möchten, müssen verwandte Kurse belegen, zum Beispiel den Master of Public Health, den Master of Ergonomics oder den Master of Occupational Health and Safety Management (ACPOHE, 2010).

Im Jahr 2012 wurde die Entwicklung des Occupational Health Framework für Physiotherapeuten durch ACPOHE als wegweisend für die Spezialisierung auf arbeitsmedizinische Physiotherapie angesehen (ACPOHE, 2012a). Dieser Rahmen enthielt spezifische Informationen in Bezug auf die Verhaltensweisen, Kenntnisse und Fertigkeiten, die als integraler Bestandteil der Rolle von arbeitsmedizinischen Physiotherapeuten angesehen werden, nämlich (a) Werte (Werte werden nicht auf einer bestimmten Ebene beschrieben, sondern kommen durch die Verhaltenselemente anderer Bereiche innerhalb des Rahmens zum Ausdruck); (b) Kenntnisse und Verständnis der Arbeitsmedizin (Arbeitsmedizin ist im Allgemeinen nicht obligatorisch und darf nicht in den Lehrplan des Grundstudiums aufgenommen werden. Bereiche, in denen Fachwissen und Verständnis erforderlich sind, müssen in der postgradualen Ausbildung entwickelt werden); (c) praktische Fertigkeiten; (d) allgemeine Verhaltensweisen, Kenntnisse und Fertigkeiten zur Interaktion; und (e) allgemeine Verhaltensweisen, Kenntnisse und Fertigkeiten zur Problemlösung und Entscheidungsfindung (ACPOHE, 2012a).

Im Jahr 2012 wurde die Anerkennung der fachlichen Rolle der arbeitsmedizinischen Physiotherapeuten durch das CSP in Zusammenarbeit mit dem College of Occupational Therapy and Society of Chiropodists and Podiatrists mit der Einführung des Formulars "Allied Health Professions (AHPs) Advisory for

Work Assessment" anerkannt. Dieses Beurteilungsformular ermöglicht es den AHPs, Empfehlungen auszusprechen, um kranke oder verletzte Beschäftigte früher wieder an die Arbeit zu bringen oder sie gar nicht erst krank werden zu lassen. Es wurde entwickelt, um das bestehende Formular "Erklärung zur Arbeitsfähigkeit" zu ergänzen, das Allgemeinmediziner (GPs) verwenden, um festzustellen, ob Patienten weiter arbeiten können oder abgemeldet werden müssen. Im Jahr 2019 wurde er als "Allied Health Professions Health and Work Report" (Bericht über Gesundheit und Arbeit der Angehörigen der Heilberufe) neu aufgelegt, um den AHPs ein konsistentes und landesweit anerkanntes Instrument an die Hand zu geben, mit dem sie die Beschäftigten hinsichtlich ihrer Arbeitsfähigkeit beraten können.

Im Jahr 2017 rieten das CSP und das College of Occupational Therapists (COT) ihren Mitgliedern, den Begriff "Berufsphysiotherapeut" nicht zu verwenden, da dieser Begriff eine gemeinsame Qualifikation impliziert und als irreführend empfunden werden könnte (ACPOHE, 2017). Sowohl der CSP als auch die COT stellten fest, dass die Verwendung des Begriffs "Berufsphysiotherapeut" Raum für Verwirrung bietet, wodurch einige Beauftragte und Dienstleistungsnutzer fälschlicherweise den Eindruck gewinnen könnten, dass der Praktiker sowohl als Physiotherapeut als auch als Beschäftigungstherapeut qualifiziert ist (ACPOHE, 2017). Die von CSP und COT vorgeschlagenen Alternativen sind die Verwendung des Deskriptors "arbeitsmedizinischer Physiotherapeut", "Physiotherapeut (Arbeitsmedizin)" oder ähnliches (ACPOHE, 2017). Darüber hinaus regen sowohl das CSP als auch die COT an, innerhalb des Deskriptors die Worte "occupational health" zu verwenden und nicht nur das Wort "occupational" allein, da der Begriff "occupational" der adjektivische Deskriptor im geschützten Titel für den ergotherapeutischen Beruf ist, der sich auf den Schwerpunkt der ergotherapeutischen Praxis bezieht (ACPOHE, 2017).

Aus medizinisch-rechtlicher Sicht hat die Allgemeine Ärztekammer (General Medical Council, GMC) 2009 einen neuen Leitfaden zur Vertraulichkeit veröffentlicht, der im April 2010 in Kraft getreten ist. In dem neuen Leitfaden sollten Ärzte, die dem Arbeitgeber einen Bericht über einen Arbeitnehmer zur Verfügung stellen, anbieten, den Bericht dem Arbeitnehmer zu zeigen oder ihm eine Kopie davon zu geben, bevor er an den Arbeitgeber geschickt wird. Ausnahmen sind Fälle, in denen der Arbeitnehmer angibt, dass er den Bericht nicht sehen möchte, oder wenn die Offenlegung einem Dritten Schaden zufügen würde, oder wenn die Offenlegung Informationen über eine andere Person offenlegen würde, die nicht zugestimmt hat. Im Jahr 2017 wurde die GMC-Anleitung zur Vertraulichkeit aktualisiert, jedoch wurden keine Änderungen am Abschnitt über Ärzte vorgenommen, die dem Arbeitgeber einen Bericht über einen Arbeitnehmer vorlegen. Bis jetzt gibt es noch keine Leitlinien zur Vertraulichkeit und Einwilligung des HCPC speziell für Physiotherapeuten, die in der Arbeitsmedizin tätig sind und Berichte über einen Arbeitnehmer an den Arbeitgeber schreiben müssen. ACPOHE schlägt jedoch vor, dass in der Arbeitsmedizin tätige Physiotherapeuten sich an die GMC-Richtlinien halten sollten.

# KAPITEL DREI: LITERATUR UND THEORETISCHER KONTEXT

## Einführung

Im ersten Teil dieses Kapitels wird eine Zusammenfassung des ACPOHE (2012a)-Rahmens für Physiotherapeuten in der Arbeitsmedizin vorgestellt, und im zweiten Teil werden die Themen der Literatur über die Rolle der arbeitsmedizinischen Physiotherapie besprochen.

## Zusammenfassung des ACPOHE-Rahmens (2012a)

Der ACPOHE (2012a) Rahmen für Physiotherapeuten in der Arbeitsmedizin besteht aus allgemeinen Verhaltensweisen, Kenntnissen und Fähigkeiten. Die Komponenten des Rahmenwerks sind in 5 Kategorien unterteilt, nämlich

---

**Kategorie 1: Werte**

Die Werte wurden nicht auf einer bestimmten Ebene beschrieben, sondern werden als Verhaltenselemente innerhalb der anderen Kategorien ausgedrückt.

**Kategorie 2: Kenntnisse und Verständnis des Arbeitsschutzes**

Eine arbeitsmedizinische Ausbildung ist auf der Ebene des Grundstudiums im Allgemeinen nicht obligatorisch. Bereiche, in denen Fachwissen und Verständnis erforderlich sind, müssen auf Postgraduiertenebene entwickelt werden. In dieser Kategorie wird das folgende Wissen und Verständnis vorgeschlagen:

- o Aufbauend auf dem Grundstudium
- o Epidemiologische Forschungsmethoden, die das Wissen und die Fähigkeiten zur Bewertung von Forschung bereitstellen, um

---

beiläufige Verbindungen bei der Entwicklung arbeitsrelevanter Krankheiten herzustellen

o Klinische Wissenschaften, die für die berufliche Praxis in der Arbeitsmedizin relevant sind, evidenzbasierte Grundlagen für den Beitrag des Berufs, Konzepte und Ansätze, die die Entwicklung von arbeitsmedizinischen Interventionen beeinflussen

o Verhaltenswissenschaften, die für die Berufspraxis in der Arbeitsmedizin relevant sind, Arbeitspsychologie, Gesundheits- und Arbeitssoziologie, Theorien der Kommunikation, Führung und Teamarbeit sowie Pädagogik

o Ethische Prinzipien zur Untermauerung der Praxis im Arbeitsschutz

o Rechtliche und politische Rahmenbedingungen des Vereinigten Königreichs zur Regelung der Gesundheit am Arbeitsplatz und einschließlich der Rechtsprechung

o Kaufmännisches Wissen, einschließlich der Notwendigkeit und der Methoden, um einen Geschäftsfall für arbeitsmedizinische, Rehabilitations- und ergonomische Dienstleistungen zu begründen

o Angewandte Arbeitsplatz-Ergonomie

o Das biopsychosoziale Modell und seine Anwendung auf Arbeit und Behinderung, biopsychosoziale Bewertung und Management. Das Wissen umfasst die Internationale Klassifikation der Funktionsfähigkeit, Behinderung und Gesundheit (ICF) der WHO und ihre Anwendung bei der Gestaltung und Erbringung von arbeitsmedizinischen Diensten

o Identifizierung und Management von Problemen, die die Genesung und die Rückkehr an den Arbeitsplatz beeinträchtigen

o Gesundheitsverhalten und Änderung des Gesundheitsverhaltens

**Kategorie 3: Praktische Fähigkeiten**

Dies sind die Fähigkeiten, die das Rahmenwerk für eine effektive Arbeit im Bereich der Gesundheit am Arbeitsplatz vorschlägt:

- o Selbsterkenntnis
- o Politisches Bewusstsein
- o Psycho-motorische Fähigkeiten

**Kategorie 4: Allgemeine Verhaltensweisen, Kenntnisse und Fähigkeiten zur Interaktion**

- o Kommunikationsfähigkeiten

- o Anderen beim Lernen und Entwickeln helfen

- o Selbst- und Fremdmanagement

- o Förderung von Integration und Teamarbeit

- o Den Kundenfokus im Mittelpunkt der Praxis halten

**Kategorie 5: Allgemeine Verhaltensweisen, Kenntnisse und Fähigkeiten zur Problemlösung und Entscheidungsfindung**

- o Qualität sichern
- o Verbesserung und Entwicklung von Dienstleistungen
- o Lebenslanges Lernen (CPD)
- o Entscheidungsfindung üben
- o Erforschung und Bewertung der Praxis (Audit)
- o Beweise nutzen, um die Praxis zu leiten

# Durchsicht der Literatur über die Rolle der arbeitsmedizinischen Physiotherapie

Es wurde eine umfassende Literaturrecherche durchgeführt, um Informationen aus einer Vielzahl von Quellen zu ermitteln. Der Zweck dieser Übersicht bestand darin, ein aktuelles Verständnis der Rolle der arbeitsmedizinischen Physiotherapie und ihrer Bedeutung für die Praxis zu vermitteln, die in früheren Forschungen zu diesem Thema angewandten Methoden zu identifizieren und Vergleiche für meine eigenen Forschungsergebnisse zu liefern. Zunächst wurden im Zeitraum 1997-2017 elektronische Datenbanken durchsucht, darunter Google Scholar, Public Medline (PubMed), Public Medline Central (PubMed Central), Allied and Complementary Medicine Database (AMED), Cumulative Index to Nursing and Allied Health Literature (Cinahl), British Medical Journals (BMJ Journals), Biomedical Central (BioMed Central), Excerpta Medica Database (Embase), Psychological Informational Database (PsycInfo), Physiotherapy Evidence Database (PEDro), Medical Literature Analysis and Retrieval System Online (Medline) und die Weltgesundheitsorganisation (WHO). Danach wurde zusätzliche Literatur aus Referenzlisten und von Experten aus den verwandten Gesundheitswissenschaften zusammengetragen.

Die wichtigsten Suchbegriffe wurden in fünf große Kategorien formuliert, nämlich (a) Physiotherapie; (b) Physiotherapeut; (c) Arbeitsmedizin; (d) Rolle der Praxis; und (e) Interessenvertreter. Zur Variation der Suchkombinationen wurden die booleschen Operatoren 'UND' und 'ODER' verwendet, wobei 'UND' jede Kategorie und 'ODER' die Wörter innerhalb jeder Kategorie kombinierte. Diese unterschiedlichen Kombinationen von Suchbegriffen wurden in den verschiedenen Datenbanken verwendet, um die Suche einzugrenzen oder zu erweitern, um eine vernünftige Suchausgabe zu gewährleisten, und es wurden nur Artikel abgerufen, die in englischer Sprache abgefragt wurden. Die Artikel, die als Abstracts erschienen, wurden gelesen, und die vollständigen Papiere der Abstracts, die für das

Projekt relevant erschienen, wurden beschafft. Um den Grad der Evidenz zu beurteilen, wurde jeder Artikel nach dem Melnyk und Fineout-Overholt (2011) Klassifikationssystem bewertet (siehe Tabelle 1).

## Tabelle 1: Stufen der Evidenz

| Grad der Evidenz | Beschreibung |
| --- | --- |
| Stufe I | Systematische Überprüfung und Meta-Analyse von randomisierten kontrollierten Studien, klinische Leitlinien auf der Grundlage systematischer Übersichtsarbeiten oder Meta-Analysen |
| Stufe II | Eine oder mehrere randomisierte kontrollierte Studien |
| Ebene III | Kontrollierte Studie (keine Randomisierung) |
| Ebene IV | Fall-Kontroll- oder Kohortenstudie |
| Ebene V qualitativen Studien | Systematische Überprüfung von deskriptiven und |
| Ebene VI | Einzelne deskriptive oder qualitative Studie |
| Ebene VII | Expertenmeinung |

## Überprüfung der Beweise

Neun Artikel wurden aufgrund der Lektüre des Abstracts zum Projekt identifiziert, jedoch wurden nur vier Artikel als relevant für das Thema erachtet und nach der Lektüre der vollständigen Papiere zur Durchsicht ausgewählt. Ein zweiter Gutachter, der nicht zum Projektteam gehörte, prüfte die identifizierten Artikel unabhängig voneinander, und die endgültigen Artikel wurden nach der Diskussion ausgewählt. Der Vorteil eines zweiten unabhängigen Gutachters besteht darin, dass die Begutachtung durch Fachkollegen die Genauigkeit des Auswahlprozesses erhöht (Shenton, 2004).

**Tabelle 2:** Kurzbeschreibungen ausgewählter Artikel

| Verfasser | Beschreibung der Studie |
|---|---|
| Pizzari und Davidson (2013) | Pizzari und Davidson (2013) führten eine prospektive fallkontrollierte Studie mit 21 Klienten durch, die über ein versicherungsbasiertes System arbeitsmedizinische Physiotherapie erhielten, und 21 gematchte Klienten, die ambulante Physiotherapie erhielten. Gesundheitliche Ergebnisse wie die Rückkehr zu gewohnten Tätigkeiten (Kennedy *et al.* 2006), Kurzform (SF)-12 (Sanderson und Andrews, 2002), Global Perceived Effect of Treatment (Gross *et al.* 2004) und Fragebögen zur Selbsteinschätzung der Rückkehr an den Arbeitsplatz (Dionne *et al.* 2005) wurden zu Beginn der Physiotherapie, bei der Entlassung sowie bei der drei- und sechsmonatigen Nachsorge erfasst. Die in die Studie einbezogenen klinischen Bedingungen waren Klienten, die sich mit Zerrungen und Frakturen an verschiedenen anatomischen Stellen vorstellten. Die arbeitsmedizinische Gruppe verbesserte sich signifikant in der körperlichen Funktionsfähigkeit (p=0,00), während sich der psychische Gesundheitszustand in der Kontrollgruppe gemäß den SF-12-Scores signifikant verschlechterte (p=0,01). Die Ergebnisse zeigten einen signifikanten Unterschied (p=0,00), der die arbeitsmedizinische Physiotherapie-Gruppe für die Rückkehr zu gewohnten Aktivitäten begünstigte. Während alle Teilnehmer nach ihrer Verletzung wieder an die Arbeit zurückkehrten, zeigte die arbeitsmedizinische Physiotherapie-Gruppe im Laufe der Zeit (d.h. nach drei Monaten (p=0,02) und nach sechs Monaten (p=0,00)) eine stärkere Veränderung der gesundheitlichen Ergebnisse der körperlichen Funktionsfähigkeit. |

Phillips
*et al.* (2012)

Phillips *et al.* (2012) führten eine pragmatische Kohortenstudie durch, um die Kostenwirksamkeit der physiotherapeutischen Unterstützung für die arbeitsmedizinischen Dienste des NHS zu bewerten. Insgesamt schlossen 515 Klienten Messungen des Gesundheitszustandes zu Beginn, bei der Entlassung und nach drei Monaten Nachsorge ab. Alle 515 Klienten erhielten eine telefonische Triagebeurteilung und Beratung, von denen 29 entlassen und 486 zur persönlichen Beurteilung und Behandlung überwiesen wurden, von denen 199 auch am Arbeitsplatz beurteilt wurden. Die Gesundheitsergebnisse wurden mit SF-12 (Gandek *et al.* 1998) und der Pain Catastrophising Scale (Osman *et al.* 2000) gemessen. Die Kosteneffektivität des Dienstes wurde anhand der Kosten pro qualitätsangepasstem Lebensjahr (Kosten/QALY), gemessen nach EQ-5D (Brooks, 1996), bewertet, und die Arbeitssituation wurde mit dem Fear Avoidance Beliefs Questionnaire (Waddell *et al.* 1993) bestimmt. Die in die Studie einbezogenen Bedingungen waren Störungen des Rückens, des Nackens und der oberen und unteren Gliedmaßen. Bei allen bewerteten Gesundheitsresultaten (p<0,00) und der Lebensqualität (p<0,05) wurde bei der Entlassung eine Verbesserung festgestellt, die nach drei Monaten (p<0,00) beibehalten wurde. Die Kosten der Dienstleistung wurden mit £194-£360 pro Dienstleistungsnutzer berechnet, und die Gesundheitsgewinne trugen zu Kosten/QALY von £1386-£7760 bei, was nach den Schätzungen der NICE-Schwellenwerte ein gutes Preis-Leistungs-Verhältnis darstellen würde (Rawlins und Culyer, 2004). Die von den Autoren durchgeführte Sensitivitätsanalyse zeigte, dass die Dienstleistung weiterhin kosteneffektiv sein würde, bis die Kosten der Dienstleistung auf 160% pro Kunde steigen würden.

Addley et al. (2010)

Addley *et al.* (2010) führten eine Kohortenstudie über die Auswirkungen eines direkt zugänglichen physiotherapeutischen Dienstes in einem arbeitsmedizinischen Umfeld durch. Es gab 231 Klienten, die vor und nach einer arbeitsmedizinischen Physiotherapie-Intervention unter Verwendung von Gesundheitsergebnissen wie der visuellen Analogskala für Schmerzen (Linton und Hallden, 1998), des Arbeitsfunktionsscores (Loisel *et al.* 2005), des angepassten klinischen Scores (Clarkson, 2000) und des Selbstberichtsfragebogens für krankheitsbedingte Abwesenheit und Anwesenheit am Arbeitsplatz (Health and Safety Executive, 2009b) bewertet wurden. Die höchsten Überweisungen an den arbeitsmedizinischen Physiotherapieservice mit direktem Zugang erfolgten aufgrund von Rücken- und Nackenbeschwerden (70%), wobei minimale Überweisungen auf Erkrankungen der oberen und unteren Gliedmaßen zurückgeführt wurden (30%). Rücken- und Nackenleiden trugen zum höchsten Krankenstand bei. Es gab signifikante Verbesserungen bei allen Gesundheitsergebnissen ($p<0,05$), und nach drei bis vier Physiotherapiesitzungen war die Signifikanz ($p<0,05$) in der Arbeitsfunktionsskala und der visuellen Analogskala für Schmerzen sogar noch höher ($p<0,05$) als bei denjenigen, die eine oder zwei Sitzungen erhielten. Darüber hinaus war die Signifikanz ($p<0,01$) nach fünf bis sechs Sitzungen für den Adjusted Clinical Score höher ($p<0,01$). Die Rücklaufquote des Fragebogens zur Selbsteinschätzung war mit 29% ($n=66$) gering, aber von den Klienten, die geantwortet haben und am Arbeitsplatz waren,

| | |
|---|---|
| | gaben 87% (n=58) an, dass die arbeitsmedizinische Physiotherapie sie daran hinderte, eine Auszeit von der Arbeit zu nehmen, und von denjenigen, die der Arbeit fernblieben, berichteten 89% (n=8), dass die arbeitsmedizinische Physiotherapie ihnen eine frühere Rückkehr an den Arbeitsplatz ermöglichte. |
| Hoenich (1997) | Die Studie von Hoenich (1997) basierte auf physiotherapeutischen Expertenmeinungen und lieferte Einblicke in den breiteren Kontext der Rolle der arbeitsmedizinischen Physiotherapie im Management der Arbeitsfähigkeit. Der Autor schloss auch Beispiele für das Management arbeitsbedingter muskuloskelettaler Erkrankungen ein, die auf persönlichen Erfahrungen beruhen und auf die Wiederherstellung der Arbeitsfähigkeit eines Arbeitnehmers ausgerichtet sind. |

## Themen in der Literatur

In diesem Abschnitt wurden die ausgewählten Artikel überprüft, um Themen in der Literatur zu identifizieren. Es muss eingangs festgestellt werden, dass es einen Mangel an Literatur zur Rolle der arbeitsmedizinischen Physiotherapie gab, und dies muss bei der Lektüre der Literaturübersicht berücksichtigt werden. Zur Identifizierung der Themen in der Literatur wurde ein von Braun und Clarke (2006) beschriebener thematischer Analyseprozess angewandt. Dazu gehörte das Lesen und erneute Lesen der Artikel, bis ich mich mit dem Inhalt vertraut gemacht und erste Ideen notiert hatte. Die ersten Ideen, die sich in ihrer Art ähnelten, wurden zu möglichen Kategorien zusammengefasst. Diese Kategorien wurden nach aufkommenden Themen durchsucht und verfeinert, bis die endgültigen Themen festgelegt waren. Alle für jedes Thema relevanten Daten wurden gesammelt, indem der relevante Inhalt aus dem Artikel "herausgehoben" und unter dem entsprechenden Thema angeordnet wurde. Ein zweiter Gutachter, der nicht zum Projektteam gehörte, überprüfte die Artikel nach dem oben beschriebenen Verfahren unabhängig auf neu aufkommende Themen, und die endgültigen Themen wurden nach der Diskussion vereinbart. Der Vorteil der Überprüfung der Artikel durch einen zweiten Physiotherapeuten bestand darin, dass der Physiotherapeut mit der berufsspezifischen Sprache, dem Wissen und den in den Artikeln aufgeworfenen Fragen vertraut war.

Die endgültigen Themen waren: (a) Kontext der arbeitsmedizinischen Physiotherapiepraxis; (b) klinische Bedingungen, die von arbeitsmedizinischen Physiotherapeuten behandelt werden; (c) Ergebnismessungen, die in der arbeitsmedizinischen Physiotherapie verwendet werden; und (d) arbeitsmedizinische Physiotherapie, die die Leistungserbringung und -qualität beeinflusst.

# Thema 1: Der Kontext der arbeitsmedizinischen physiotherapeutischen Praxis

Alle Studien beschrieben den Kontext der arbeitsmedizinischen Krankengymnastik als Beitrag zu den Initiativen der Arbeitgeber zur Verringerung des Krankenstandes. Laut Phillips *et al.* (2012) lässt sich dies in einem dreistufigen Format beschreiben, nämlich telefonische Beratung und Triage, persönliche physiotherapeutische Beurteilung und Behandlung sowie Arbeitsplatzbewertungen. Für Hoenich (1997) gibt es einen breiteren Kontext für arbeitsmedizinische Physiotherapeuten, nämlich (a) Gruppenmonitoring, bei dem der Arbeitsphysiotherapeut eine bestimmte Abteilung untersucht, die möglicherweise zugrunde liegende Probleme wie hohe Fehlzeiten oder neue oder veränderte Arbeitsanforderungen hat; (b) Vorab-Screening, bei dem der Arbeitsphysiotherapeut die Relevanz früherer Gesundheitsprobleme beurteilt, um festzustellen, ob die Mitarbeiter arbeitsfähig sind; (c) Fallmanagement, bei dem der arbeitsmedizinische Physiotherapeut Klienten wegen fortschreitender

Verschlechterung und Funktionsverlust behandelt, um die positive Anpassung statt des negativen Verlustes zu verbessern (z.B. Überweisung an Unterstützungsnetzwerke oder Wahl des richtigen Stuhls); und (d) Gesundheitsförderung (z.B. Förderung gesunder Ernährung, Raucherentwöhnung, Prinzipien des Gelenkschutzes, Erlernen effektiver Ruhehaltungen und Förderung sicherer Arbeitspraktiken). Darüber hinaus betonten Pizzari und Davidson (2012) die Auswirkungen der rechtlichen Aspekte der Arbeit der arbeitsmedizinischen Physiotherapeuten (z.B. Abgabe eines Gutachtens zur Arbeitsfähigkeit und Überwachung von Entschädigungsforderungen).

## Thema 2: Klinische Bedingungen, die von arbeitsmedizinischen Physiotherapeuten behandelt werden

Alle Studien berichteten über die Rolle und die Verantwortlichkeiten des arbeitsmedizinischen Physiotherapeuten, der lediglich eine muskuloskelettale Fallbelastung zu bewältigen hat. Phillips *et al.* (2012) schlugen vor, dass Arbeitsphysiotherapeuten mit Schmerzen, Angstvermeidungsverhalten, Arm-, Schulter-, Hand-, Nacken- und unteren Extremitätenstörungen und den damit verbundenen psychischen Belastungen umgehen sollten. Addley *et al.* (2010) berichteten, dass bei der Behandlung von Rücken-, Nacken- und Schultererkrankungen eine größere Rolle spiele und weniger auf Erkrankungen der unteren Extremitäten Bezug genommen werde, da Rücken- und Nackenerkrankungen zu höheren Fehlzeiten in der Industrie beitrügen. Pizzari und Davidson (2013) und Hoenich (1997) enthielten beide eine ausführlichere Beschreibung der klinischen Bedingungen, die von arbeitsmedizinischen Physiotherapeuten behandelt werden. Laut Pizzari und Davidson (2013) umfassten einige der Erkrankungen muskuloskelettale Verstauchungen und Zerrungen, Frakturen, Bänderrisse, Risswunden, Gelenkverrenkungen oder Subluxation. Hoenich (1997) bemerkte häufige arbeitsbedingte klinische Zustände wie Verletzungen durch wiederholte Belastung aufgrund kontinuierlicher Bewegung, statische Arbeitshaltungen und lokale Gewebeüberlastung (z.B. Tenosynovitis und Supraspinatus-Tendinitis).

## Thema 3: Ergebnismessungen in der arbeitsmedizinischen Physiotherapie

Hoenich (1997) ging auf die Rolle des arbeitsmedizinischen Physiotherapeuten bei der Überwachung der gesundheitlichen Veränderungen der Beschäftigten ein. Addley *et al.* (2010), Phillips *et al.* (2012) sowie Pizzari und Davidson (2013) berichteten jedoch, dass die klinische Rolle der arbeitsmedizinischen Physiotherapeuten durch die Verwendung von Ergebnismessungen gerechtfertigt sei. Zu den von Addley *et al* (2010) verwendeten Ergebnismessungen gehörten die Visuelle Analogskala für Schmerzen, eine Standardskala zur Bewertung von Schmerzen, die von keinem (Score=0) bis zu sehr starken Schmerzen (Score=10) reicht; die Arbeitsfunktionsskala, die fünf Kategorien umfasst, die von normalem Arbeiten ohne verminderte Fähigkeiten bis hin zu Abwesenheit von der Arbeit mit erheblichen Einschränkungen der Aktivitäten des täglichen Lebens reichen; und Adjusted Clinical Score, eine einzige klinische 10-Punkte-Ratingskala, die die Muskelkraft, den Bewegungsumfang der Gelenke, die Stabilität und die Aufrechterhaltung der Gelenkfunktion umfasst; und der WHO-Wohlfühlindex, ein kurzer Fragebogen, der aus 5 einfachen und nicht invasiven Fragen besteht, die das subjektive Wohlbefinden des Teilnehmers erfassen.

Pizzari und Davidson (2013) nahmen die SF-12-Gesundheitsumfrage auf, um den Gesundheitszustand der einzelnen Teilnehmer zu untersuchen. Der SF-12-Gesundheitssurvey besteht aus 12 Fragen aus dem SF-36-Gesundheitssurvey und ergibt zwei Punktzahlen, die Einblick in die körperliche und geistige Funktionsfähigkeit der Teilnehmer geben. Physische und mentale zusammengesetzte Punktzahlen zeigen einen besseren Gesundheitszustand an, wenn dieser höher ist, und beinhalten die Rückkehr zu gewohnten Aktivitäten, wobei die Teilnehmer den Grad der Wiederaufnahme ihrer gewohnten Aktivitäten nach der Verletzung bewerten, sowie die globale wahrgenommene Anstrengung, wobei die Teilnehmer ihre Wahrnehmung von Veränderungen ihres Zustands und ihre Fähigkeit zur Rückkehr zur Arbeit bewerten. Der Arbeitsstatus der Teilnehmer wird anhand von Deskriptoren kategorisiert, wie z.B. "Erfolg" für diejenigen, die ohne Einschränkungen arbeiten; "Teilerfolg" für diejenigen, die mit Einschränkungen arbeiten; "Misserfolg nach dem Versuch" für diejenigen, die der Arbeit fernblieben, aber mindestens einen Versuch hatten, an die reguläre Arbeit zurückzukehren; und "Misserfolg" für diejenigen, die noch immer der Arbeit fernbleiben und noch keinen Versuch unternommen haben, an die Arbeit zurückzukehren.

Phillips *et al.* (2012) verwendeten eine allgemeinere Reihe von Ergebnismessungen, darunter die Schmerz-Katastrophen-Skala; den Orebro-Fragebogen zum Muskel-Skelett-Screening, der für Mitarbeiter empfohlen wird, denen es nicht besser geht, und der eine Chronizitätskennzahl liefert; den Fragebogen zur Angstvermeidung; den Fragebogen zur Selbsteinschätzung von Krankheitsabwesenheit und Arbeitsleistung; Roland-Morris-Behinderungsfragebogen für Schmerzen im unteren Rückenbereich; Fragebogen zu Behinderungen der Arme, Schultern und Hände; Nacken-Behinderungsindex; Funktionsskala der unteren Gliedmaßen und gesundheitsbezogene Messungen der Lebensqualität, wie z.B. der EQ-5D, SF-12-Gesundheitssurvey und der allgemeine Gesundheitsfragebogen.

# Thema 4: Qualität und Leistungserbringung in der arbeitsmedizinischen Physiotherapie

Drei Studien (Addley *et al.* 2010; Phillips *et al.* 2012; Pizzari und Davidson, 2013) begründeten die Wirksamkeit der arbeitsmedizinischen Physiotherapie mit der Messung der klinischen Ergebnisse nach Interventionen bei Erkrankungen des Bewegungsapparats. Keine der Studien bestimmte die Qualität der

Leistungserbringung anhand der Zeit bis zum ersten Termin (d.h. Wartezeiten) oder der Kundenzufriedenheit. Nur eine Studie von Addley *et al.* (2010) erkannte den schnellen Zugang als ein Merkmal der arbeitsmedizinischen Physiotherapie zur Verringerung der krankheitsbedingten Fehlzeiten an. Phillips *et al.* (2012) und Addley *et al.* (2010) rieten im Hinblick auf den Dienstleistungszugang nicht nur zu Management-Überweisungen, sondern auch zu Selbstüberweisungen an arbeitsmedizinische Physiotherapeuten. Die prospektive Fall-Kontroll-Studie von Pizzari und Davidson (2013) zeigte, dass die Gesundheitsergebnisse von Klienten, die arbeitsmedizinische Physiotherapie erhielten, signifikant (p=0,00) verbessert wurden.

## Methodische Ebene der Evidenz

Hinsichtlich des Evidenzniveaus befanden sich drei Artikel (Addley *et al.* 2010; Phillips *et al.* 2012; Pizzari und Davidson, 2013) auf Stufe IV (d.h. Evidenz aus Fallkontroll- und Kohortenstudien) und ein Artikel (Hoenich, 1997) auf Stufe VII (d.h. Evidenz aus Expertenmeinungen) nach dem Klassifikationssystem von Melnyk und Fineout-Overholt (2011) (siehe Tabelle 3). Tabelle 3 ist eine Zusammenfassung des methodischen Evidenzgrades der Evidenz für jeden Artikel der Literaturübersicht.

**Tabelle 3:** Zusammenfassung der methodischen Ebene der Evidenz

| Verfasser | Grad der Evidenz | Art der Methodik |
|---|---|---|
| Pizzari und Davidson (2013) | Ebene IV | Fall-Kontroll-Studie |
| Phillips *et al.* (2012) | Ebene IV | Kohortenstudie |
| Addley *et al.* (2010) | Ebene IV | Kohortenstudie |
| Hoenich (1997) | Ebene VII | Expertenmeinung |

# Theoretischer Rahmen

Die Überprüfung der früheren Arbeiten zur Rolle der arbeitsmedizinischen Physiotherapie zeigt, dass diese eine wichtige Rolle spielt, doch die Entwicklung des ACPOHE-Rahmens (2012a) beschränkte sich auf die Expertenmeinungen von Physiotherapeuten, und die wenigen Studien, die sich auf diese Rolle konzentrierten, wurden größtenteils in privaten Organisationen durchgeführt, obwohl der NHS einer der größten Arbeitgeber der Welt ist; sie umfassten nicht die Perspektiven von Interessenvertretern außerhalb des Physiotherapieberufs und waren hauptsächlich quantitativer Natur.

Zwar bieten viele private Organisationen im Vergleich zum NHS routinemäßig arbeitsmedizinische Krankengymnastik als Zusatzleistung für Arbeitnehmer an, und es gibt im Beruf des Physiotherapeuten eine Präferenz für die Durchführung quantitativer Studien sowie eine allgemeine Abneigung der Physiotherapeuten, ihre Rollen aus Perspektiven außerhalb des Physiotherapieberufs zu untersuchen.

Ausgehend von dieser Idee eines multiperspektivischen Ansatzes wurde ein theoretischer Rahmen entwickelt, der die verschiedenen Interessengruppen und ihre Interaktion miteinander in Bezug auf die Rolle der arbeitsmedizinischen Physiotherapie darstellt. Abbildung 1 stellt die Rolle der arbeitsmedizinischen Physiotherapie an zentraler Stelle dar und zeigt, wie die verschiedenen Interessengruppen mit ihr und auch untereinander interagieren. Es wird die These vertreten, dass die kombinierten Perspektiven der verschiedenen Interessengruppen einen größeren Einfluss auf die Weiterentwicklung der Rolle der arbeitsmedizinischen Physiotherapie haben werden als jede Interessengruppe allein.

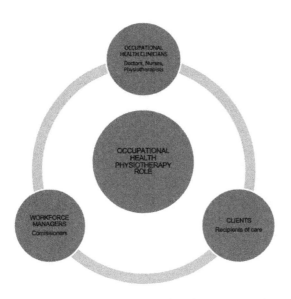

**Abbildung 1:** Die Rolle der arbeitsmedizinischen Physiotherapie - ein theoretischer Rahmen

Grimmer *et al.* (2000) untersuchten die Konstrukte einer qualitativ hochwertigen Physiotherapie und stellten fest, dass in der physiotherapeutischen Praxis die Hauptakteure diejenigen sind, die die Pflege durchführen (die Kliniker); diejenigen, die entweder direkt oder indirekt von der geleisteten Pflege profitieren (Beauftragte und Überweiser); und diejenigen, die die Empfänger der Pflege sind (die Patienten/Klienten und ihre Familien). Es gibt einen deutlichen Mangel an rigoroser Forschung, die sich kohärent mit den wichtigsten Interessenvertretern im Bereich der Arbeitsmedizin befasst, dennoch ist ein Verständnis der Perspektiven der relevanten Interessenvertreter von wesentlicher Bedeutung für die Gestaltung der Rolle der Physiotherapie innerhalb einer Dienstleistung.

## Kliniker als Interessenvertreter

Nach Atwal und Caldwell (2002) besteht diese Interessengruppe aus den Kernberufen, die in einer Abteilung zusammenarbeiten. Scott *et al.* (2003)

untersuchten den kulturellen Wandel im Gesundheitswesen und kamen zu dem Schluss, dass Physiotherapeuten ihre Rollen um die Ärzte und Krankenschwestern herum aushandeln müssen, die im Gesundheitswesen traditionell Autorität haben. Scott *et al.* (2003) fügten ferner hinzu, dass multidisziplinäre Zusammenarbeit bekanntermaßen die Ergebnisse für Patienten verbessert, zu umfassenderen Beurteilungen beiträgt und Patienten oder Klienten eine Vielzahl von Behandlungsoptionen bietet.

Kirk (2012) führte eine nationale Umfrage in Großbritannien zur Rolle der fortgeschrittenen Krankenpflegepraxis in der Arbeitsmedizin durch und stellte fest, dass die Einführung von Krankenschwestern und Krankenpflegern mit fortgeschrittener Praxis in der Arbeitsmedizin anfänglich auf einige Befürchtungen der Ärzteschaft stieß. Kirk (2012) hob hervor, dass Bedenken bestünden, dass die arbeitsmedizinischen Krankenschwestern und Krankenpfleger über eine größere Autonomie und die Fähigkeit verfügten, Medikamente zu verschreiben und Blut- und Röntgenuntersuchungen anzufordern, mit dem potenziellen Risiko, den medizinischen Nachwuchs zu deskillen. Es gibt keine Studien, die untersucht haben, inwieweit die Bedenken, denen sich die Arbeitsmedizinischen Krankenschwestern und -pfleger gegenübersehen, auf die Integration von Physiotherapeuten in arbeitsmedizinische Abteilungen zutreffen. In der Literatur wird jedoch anerkannt, dass positive Gesundheitsergebnisse gefährdet sind, wenn die Mitarbeiter der Abteilungen nicht zusammenarbeiten, um klinische Fehler zu reduzieren (Kirk, 2012). Laut Atwal und Caldwell (2002) geht es dabei darum, die Rollen zu verstehen, die sich gegenseitig spielen, um effektiv im klinischen Management zusammenzuarbeiten und eine Doppelung der beruflichen Rollen, die Verschwendung von Ressourcen und fehlende klinische Anzeichen im Interesse des Schutzes ihres jeweiligen Reviers zu vermeiden.

## Kommissare als Interessenvertreter

Kommissare haben eine direkte Beziehung zu einer Organisation, indem sie die Bereitstellung und die Kosten der für sie erforderlichen Dienstleistungen darlegen (Phillips *et al.* 2012). In der Literatur besteht jedoch eine Lücke in Bezug auf das Verständnis der Beauftragten für arbeitsmedizinische Physiotherapie und insbesondere in Bezug darauf, ob arbeitsmedizinische Physiotherapeuten wahrscheinlich als Teil der künftigen Bereitstellung von arbeitsmedizinischen Diensten finanziert werden. Die Beauftragten sind sich bewusst, dass viele Klienten, die den NHS in Anspruch nehmen, wegen der langen Wartezeiten für die physiotherapeutische Behandlung in Primärversorgungskliniken frustriert sind (Watson *et al.* 2008), jedoch werden arbeitsmedizinische Physiotherapeuten oft als letztes Mittel oder als "Sicherheitsnetz" für Organisationen beauftragt, um ihren Mitarbeitern einen schnellen Zugang zu physiotherapeutischer Versorgung zu ermöglichen (Phillips *et al.* 2012).

## Kunden als Interessenvertreter

Nach Pinnington *et al.* (2004) sind Klienten eine wichtige Interessengruppe, und die Gesundheitsorganisationen engagieren sich immer stärker dafür, die Perspektive der Klienten zu erforschen. Battie *et al* (2002) untersuchten ein Modell der medizinischen Versorgung bei Ansprüchen wegen Rücken- und Nackenverletzungen und stellten fest, dass Medienberichte über schlechte Leistungen oft die negativen Erfahrungen der Klienten widerspiegeln, wie z.B. lange Wartezeiten oder unbefriedigende Versorgung. Beattie und Nelson (2008) hoben unter dem Aspekt der schlechten Erfahrungen der Klienten das negative Bild hervor, das Klienten von einer Organisation haben können, wenn sie ihre Nachsorge und Beratung vernachlässigen. Darüber hinaus kann sich dies auch auf die den Klientinnen und Klienten angebotenen Dienstleistungen auswirken, da die Qualität der Betreuung oft ein Maßstab ist, der sich auf die Zuweisung von Mitteln für Dienstleistungen auswirkt (Loisel *et al.* 2005). Obwohl Germov (2002) behauptet hat, dass die Klientinnen und Klienten die Richtung ihrer Gesundheitsversorgung mitbestimmen wollen, gibt es keine empirischen Studien, die sich darauf konzentrieren, wie die Klientinnen und Klienten die Rolle der arbeitsmedizinischen Physiotherapie sehen, welche Erwartungen sie an sie stellen oder ob sie einen Nutzen bringt oder nicht.

# KAPITEL VIER: METHODOLOGIE

## Einführung

Die Wahl der Forschungsmethodik sollte sich an der Forschungsfrage orientieren, denn letztlich liegt der wissenschaftliche Wert jeder Methodik in ihrer Fähigkeit, sinnvolle und nützliche Antworten auf die Frage zu geben, die die Forschung anfangs motiviert hat (Elliott *et al.* 1999). In diesem Projekt wurde eine qualitative, interpretative Forschungsmethodik mit Fallstudien angewandt. In diesem Kapitel werden die Gründe für die Wahl dieser Methodik und ihre Auswirkungen auf die Durchführung des Projekts erörtert. Die Merkmale und die Relevanz der Fallstudienforschung werden ebenfalls behandelt. Darüber hinaus wird die Verwendung von halbstrukturierten Interviews als Datenerhebungsmethode und die Rahmenanalyse als Datenauswertungstechnik behandelt. Die ethischen Fragen und der Prozess der Genehmigung der Forschungsführung werden ebenfalls behandelt.

## Begründung für einen qualitativen Forschungsansatz

Der Zweck der qualitativen Forschung besteht darin, die Bedeutung zu verstehen, die Menschen ihren Erfahrungen in einem bestimmten Kontext oder einer bestimmten Situation zuschreiben (Angen, 2000). Der Prozess der Bedeutungsentdeckung und die Art und Weise, wie Menschen diese Bedeutung verstehen, ist der Eckpfeiler der qualitativen Forschung (Denzin und Lincoln, 2003). Die der qualitativen Forschung zugrunde liegende Annahme ist, dass Wahrheit und Wirklichkeit nicht absolut sind (Denzin und Lincoln, 2003), und wird von Jones *et al.* (2006) bekräftigt, die berichteten, dass qualitative Forschung nicht versucht, eine absolute Wahrheit oder Wirklichkeit zu finden, sondern vielmehr den Reichtum und die Komplexität einer Situation zu entdecken, was zu kontextuell gerahmten Perspektiven führt.

Bei der qualitativen Forschung ist der Forscher Teil des Prozesses der Bedeutungsentdeckung, und so gibt es eine Wertschätzung der Subjektivität und ein Bedürfnis nach Reflexivität seitens des Forschers (Flick, 2002). Dies steht im Gegensatz zur quantitativen Forschung, die darauf abzielt, den Forscher aus dem Forschungsprozess auszuschließen, so dass die Daten verzerrungsfrei und objektiv analysiert werden können (Lee und Baskerville, 2003). Die qualitative Forschung entwickelt und entwickelt sich ständig weiter und geht von großen Erzählungen hin zu den reichen und tiefgründigen Beschreibungen von Bedeutung, Gefühlen und Erfahrungen (Roulston *et al.,* 2003). Obwohl die Zunahme der evidenzbasierten Praxis einen quantitativen Forschungsansatz begünstigt (Darling und Scott, 2002), liegt der Hauptvorteil der qualitativen Forschung in dem Wert, den sie verschiedenen Standpunkten beimisst, so dass das Forschungsphänomen ganzheitlicher erforscht werden kann, um die Komplexität des untersuchten Phänomens widerzuspiegeln (Irvine und Gaffikin, 2006).

In Bezug auf dieses Projekt war eine qualitative Forschung der am besten geeignete Ansatz, da sie "disziplinen- und themenübergreifend" ist, was die Erforschung der Rolle der arbeitsmedizinischen Physiotherapie über verschiedene klinische Disziplinen (wie Medizin und Krankenpflege) und über verschiedene Themenbereiche (wie Personal, Klinik, Organisation und Beauftragung) hinweg ermöglicht (Denzin und Lincoln, 2003). Darüber hinaus macht die große Bandbreite der Faktoren, die die Rolle der arbeitsmedizinischen Physiotherapie beeinflussen, die Rolle äußerst komplex, und der Versuch, sie als spezifisch und kontextunabhängig zu isolieren oder zu messen, z.B. durch einen quantitativen Ansatz (wie eine randomisierte kontrollierte Studie), lässt diese Komplexität außer Acht. Im Gegensatz dazu umfasst die qualitative Forschung eine Komplexität, die es erlaubte, die Vielschichtigkeit des Themas zu erforschen.

In diesem Projekt wurde die Rolle der arbeitsmedizinischen Physiotherapie aus der Sicht verschiedener Interessengruppen untersucht, und dies wäre nicht möglich gewesen, wenn eine einzige, objektive Wahrheit festgestellt und erklärt werden könnte. Zum Beispiel kann es für die Interessenvertreter schwierig sein, ihre Perspektiven zum ersten Mal auszudrücken, sie können mehrere oder widersprüchliche Standpunkte haben, oder ich persönlich finde es vielleicht schwierig zu verstehen, wie sie zu einem bestimmten Standpunkt gekommen sind. Ein quantitativer Ansatz, bei dem eine einzige Perspektive der Rolle der arbeitsmedizinischen Physiotherapie von verschiedenen Interessengruppen gesucht wird, wäre daher nicht angemessen gewesen.

Dies steht im Gegensatz zur qualitativen Forschung, die Beziehungs- und einfühlsame Zuhörfähigkeiten erfordert, um ein Band des Vertrauens, der Fürsorge und des Verständnisses aufzubauen, so dass die Teilnehmer eher bereit sind, ihre Standpunkte ehrlich und ausführlich zu erklären. In dieser Hinsicht werden die verschiedenen Perspektiven auf die Rolle der arbeitsmedizinischen Physiotherapie gewürdigt, und dies ist eine wertvolle Quelle reichhaltiger und kontextualisierter Informationen, die in die Entwicklung eines mehrperspektivischen konzeptuellen Rahmens einfließen, um die Praxis der arbeitsmedizinischen Physiotherapeuten voranzubringen.

## Qualitative Forschung und ihre Bedeutung für den Beruf des Physiotherapeuten

Rapport und Wainwright (2006) berichteten, dass ein qualitativer Ansatz oft als praktikabler methodischer Entwurf für die Konzentration auf praxisrelevante und auf Erfahrungen beruhende Forschung angesehen wird. Dieser Ansatz wird daher im Beruf des Physiotherapeuten geschätzt, weil er die Grundlagen für die Praxis bildet. Nach Sandelowski (2000) fordert ein qualitativer Ansatz Physiotherapeuten dazu heraus, weiter zu hinterfragen, anstatt nur Schlussfolgerungen zu ziehen und Kausalitäten zu identifizieren, was nach Jelsma und Clow (2005) dazu beigetragen hat, dass Physiotherapeuten nach und nach qualitative Methoden in ihrer Arbeit umsetzen.

Der Beruf des Physiotherapeuten wird in der Regel als ein weitgehend wissenschaftlicher Beruf angesehen, so dass die Mehrheit der Forschung überwiegend quantitativ ausgerichtet ist. Obwohl die Anwendung qualitativer Forschung für den Beruf des Physiotherapeuten nicht neu ist, entwickelt sie sich rasch zu einem praktikablen Forschungsansatz, da es notwendig ist, nicht nur die harte Wissenschaft der klinischen Forschung, sondern auch den sozialen Kontext der Arbeit zu verstehen (Jelsma und Clow, 2005). Innerhalb des Berufsstandes der Physiotherapeuten wird der Wert evidenzbasierter Rahmenbedingungen für die berufliche Praxis anerkannt. In diesem Projekt besteht der Wert der qualitativen Forschung darin, dass sie die subjektiven Perspektiven der verschiedenen Interessengruppen in den Mittelpunkt stellt, um einen konzeptuellen Rahmen zu entwickeln, der die Praxis der Physiotherapeuten im Bereich der Arbeitsmedizin voranbringt.

## Fallstudie Forschungsdesign

Dieses Projekt verwendete ein Fallstudiendesign und wurde nach den Prinzipien der Fallstudienforschung durchgeführt. Die Fallstudienforschung erklärt, beschreibt oder erforscht zeitgenössische Phänomene des realen Lebens in den Alltagskontexten, in denen sie auftreten (Yin, 2009). Sie gilt als robuster Forschungsansatz, insbesondere dann, wenn eine reichhaltige, eingehende Würdigung eines Themas, Ereignisses oder Phänomens von Interesse erforderlich ist (Gulsecen und Kubat, 2006). Unter diesen Gesichtspunkten ist der zentrale Grundsatz der Fallstudienforschung die Notwendigkeit, ein Phänomen eingehend und in seinem natürlichen Kontext zu untersuchen.

Der Einsatz von Fallstudienforschung hat eine Reihe von Vorteilen. Erstens ist sie geeignet, ein Verständnis für bestimmte Faktoren im Kontext des gesamten Falles zu entwickeln, zweitens können alle Datenerhebungsmethoden verwendet werden, solange sie "praktisch und ethisch" sind (De Vaus, 2001). Im Rahmen dieses Projekts besteht der Vorteil der Verwendung von Fallstudienforschung darin, dass die Rolle der arbeitsmedizinischen Physiotherapie innerhalb der Besonderheiten zweier arbeitsmedizinischer Abteilungen erforscht und verstanden werden kann, und zwar sowohl in einem greifbaren Sinne, wo die arbeitsmedizinische Physiotherapie bereits eingebettet ist (Krankenhaus A, Fall 1), als auch in einem hypothetischen Sinne, indem ihre potenzielle Rolle untersucht wird (Krankenhaus B, Fall 2). Auf diese Weise werden die kontextbedingten Einschränkungen bei der Durchführung eines Projekts dieser Art minimiert.

Die Gestaltung der Fallstudie ist von größter Bedeutung. Forscher können je nach den Forschungsphänomenen entweder einen Einzelfall oder mehrere Fallstudien entwerfen (Yin, 2009). Ein einzelnes Fallstudiendesign ist verwundbar, wenn sich herausstellen sollte, dass der Fall nicht das ist, was man sich vorgestellt hat, und verlangt vom Forscher, den Fall ständig zu überprüfen (Yin, 2009). Für dieses Projekt wandte ich einen Ansatz mit mehreren Fallstudien an, da der Einsatz mehrerer Fälle weniger anfällig ist und im Vergleich zu einer einzelnen Fallstudie robustere Ergebnisse liefern würde. Bei den Mehrfachfällen in dem Projekt handelte es sich um zwei arbeitsmedizinische Abteilungen in verschiedenen NHS-Krankenhäusern.

Stake (2006) hob drei verschiedene Arten von Fallstudien hervor, nämlich intrinsische Fallstudien, die ein besseres Verständnis eines bestimmten Falles zu entwickeln versuchen, aber keine abstrakte Theorie testen oder neue theoretische Erklärungen generieren; instrumentelle Fallstudien, die Einblick in ein Thema gewähren oder eine theoretische Erklärung verfeinern und einen zusätzlichen abweichenden oder atypischen Fall einschließen können oder nicht, um noch mehr Informationen zu liefern; und kollektive Fallstudien, d.h. die umfassende Auswertung mehrerer Fälle, um Hypothesen zu generieren, kausale Prozesse zu identifizieren und eine Theorie zu entwickeln. Für dieses Projekt wurde ein instrumenteller Fallstudienansatz gewählt, weil er vertiefte Einblicke in die Rolle der arbeitsmedizinischen Physiotherapie und die Möglichkeit der Übertragbarkeit auf andere Settings bietet. Darüber hinaus könnte im Rahmen dieses Projekts, das die Rolle der arbeitsmedizinischen Physiotherapie untersuchen will, die Auswahl eines NHS-Krankenhauses ohne einen arbeitsmedizinischen Physiotherapeuten als abweichender oder atypischer Fall betrachtet werden, um noch mehr Informationen über das Thema zu liefern.

Schließlich kann laut Yin (2009) Fallstudienforschung explorativ, deskriptiv oder erläuternd sein. Obwohl die Fälle in diesem Projekt überwiegend explorativ waren, wurde sie auch dazu verwendet, die Entwicklung eines mehrperspektivischen konzeptuellen Rahmens zu beschreiben, um die Praxis der arbeitsmedizinischen Physiotherapeuten voranzubringen.

## Die Auswahl der Fallstudienorte

Dieses Projekt wurde in zwei Krankenhäusern des NHS durchgeführt. Diese Krankenhäuser wurden strategisch ausgewählt, weil der Autor weder mit dem NHS-Krankenhaus verbunden war noch eine Linienführung oder Behandlung für Interessengruppen vorgesehen war, wodurch die Auswirkungen von Zwang und Interessenkonflikten eliminiert wurden. Beide NHS-Krankenhäuser boten interne arbeitsmedizinische Dienste an. Darüber hinaus verfügte eines von ihnen über einen engagierten arbeitsmedizinischen Physiotherapeuten (Krankenhaus A, Fall 1), das andere nicht (Krankenhaus B, Fall 2). Diese strategische Auswahl der NHS-Krankenhäuser ermöglichte eine doppelte Untersuchung der Rolle der arbeitsmedizinischen Physiotherapie, sowohl in einem greifbaren Sinne, wo die arbeitsmedizinische Physiotherapie bereits eingebettet war (Krankenhaus A, Fall 1), als auch in einem hypothetischen Sinne, indem ihre potenzielle Rolle untersucht wurde (Krankenhaus B, Fall 2).

Diese beiden NHS-Krankenhäuser versorgen eine Londoner Gesundheitsbehörde und sind als Akutkrankenhäuser ausgewiesen. Sie sind in Bezug auf Größe, Bettenverfügbarkeit, Anzahl der Beschäftigten und Patientendurchsatz vergleichbar. Beide weisen auch ähnliche Dienstleistungen auf, wie z.B. Entbindungspflege, Unfall- und Notfallversorgung, Orthopädie, Allgemeinmedizin und Chirurgie sowie Kindergesundheit, und haben durch akademische Partnerschaften Bildungsbeziehungen. Die beiden NHS-Krankenhäuser haben die gleichen strukturellen Probleme, da sie eine Kombination aus jahrhundertealten Gebäuden und Neubauten aufweisen.

Obwohl die beiden NHS-Krankenhäuser geografisch nahe beieinander lagen, bedienen sie jeweils eine sehr unterschiedliche Bevölkerung. Das Krankenhaus A (Fall 1) liegt in einem wohlhabenden Gebiet, das eine weitgehend homogene Bevölkerung versorgt. Das Krankenhaus B (Fall 2) hingegen versorgt eine kulturell vielfältigere Bevölkerung und liegt in einem relativ benachteiligten Gebiet. Auch die Arbeitskulturen der beiden Spitäler sind unterschiedlich. Im Krankenhaus A (Fall 1) herrscht eine Kultur, die offene und ehrliche Perspektiven der Mitarbeiter unterstützt, und es gibt Anerkennung, wenn Unterschiede bestehen. Im Krankenhaus B (Fall 2) ist man jedoch weniger offen für die Diskussion von Problemen und Differenzen, und die meisten Diskussionen finden "hinter verschlossenen Türen" statt, was zur Entwicklung einer Atmosphäre des Misstrauens geführt und eine offene Diskussion weiter behindert hat.

## Die Herausforderungen im Zusammenhang mit der Auswahl der Fallstudienorte

Es fand ein langwieriger Verhandlungsprozess mit verschiedenen NHS-Krankenhäusern statt, die über einen engagierten arbeitsmedizinischen Physiotherapeuten verfügten, bis schließlich einer gefunden wurde. Der Grund dafür war, dass sich mehrere arbeitsmedizinische Physiotherapeuten weigerten, ihren Teammitgliedern zu gestatten, Informationen über ihren arbeitsmedizinischen Physiotherapeutendienst preiszugeben.

Es war unklar, warum diesen Physiotherapeuten der Zugang zum arbeitsmedizinischen Physiotherapieservice versperrt wurde. Ursprünglich wurde angenommen, dass die arbeitsmedizinischen Physiotherapeuten zögerten, sich wegen ihres hohen Arbeitspensums an Forschungsarbeiten zu beteiligen, die möglicherweise Unterstützung oder Anstrengungen ihrerseits erfordert hätten. Es war auch möglich, dass die arbeitsmedizinischen Physiotherapeuten an ihren eigenen Forschungs- oder Dienstleistungsverbesserungsprojekten beteiligt waren, die durch mein Projekt hätten gefährdet werden können. Komplexer betrachtet war es möglich, dass der arbeitsmedizinische Physiotherapieservice nicht effektiv funktionierte und jegliche Offenlegung des Teams die Bereitstellung des Dienstes gefährden könnte, oder umgekehrt lief der Service sehr effizient und jede Diskussion über die gemeinsame Nutzung von Praktiken könnte ihre Wettbewerbsfähigkeit bei der Rekrutierung von arbeitsmedizinischem Physiotherapiepersonal und der Gewinnung externer Aufträge gefährden.

## Probenahme und Zugang zu Teilnehmern

Die Methode der gezielten Stichprobenziehung war die Methode der Stichprobenziehung, weil sie die Auswahl nur derjenigen Teilnehmer erlaubte, die als wertvoll für das Projekt erachtet wurden (Bernard, 2002). Arbeitsmedizinische Kliniker wurden unter Berücksichtigung ihrer langjährigen Erfahrung und Berufsgruppe ausgewählt, und Personalverantwortliche wurden ausgewählt, wenn sie an der Beauftragung von arbeitsmedizinischen Diensten beteiligt waren. Klientinnen und Klienten wurden für das Projekt rekrutiert, wenn sie mindestens eine Sitzung arbeitsmedizinischer Physiotherapie (Krankenhaus A, Fall 1) oder ambulanter Physiotherapie (Krankenhaus B, Fall 2) im Anschluss an eine arbeitsmedizinische Überweisung innerhalb der letzten sechs Monate besucht hatten, wobei die Erinnerung an die Erfahrungen als realistisch erachtet wurde

(Ouellette *et al.* 2007). Dieses Projekt ist qualitativer Natur, daher waren statistische Power-Berechnungen zur Bestimmung der Stichprobengrößen nicht angemessen.

Manager für Arbeitsmedizin und Belegschaft in jedem NHS-Krankenhaus wurden angeschrieben, um sie über das Projekt zu informieren und Zugang zu den Teilnehmern zu erhalten. Diese Manager wurden als wichtige Torwächter für die Erleichterung des Zugangs zu den Projektstandorten und die Rekrutierung von Teilnehmern identifiziert. Forscher benötigen solide zwischenmenschliche Fähigkeiten, um eine Beziehung zu den Gatekeepern zu entwickeln (Lee, 2005), und deshalb wurde versucht, freundschaftliche Beziehungen zu ihnen zu pflegen. Etwa zwei Wochen nach dem Schreiben an die Manager wurden sie telefonisch kontaktiert, um den Grad ihrer Unterstützung für das Projekt abzuschätzen, und beide bekundeten ihr Interesse an einer Teilnahme. Es wurde ein Datum und eine Uhrzeit für die Teilnahme an einer ihrer Teamsitzungen vereinbart. Auf den jeweiligen Teamsitzungen wurden die Einzelheiten des Projekts erläutert und Projektpakete an diejenigen Teilnehmer verteilt, die nach den Einschlusskriterien für das Projekt als geeignet erachtet wurden. Jedes Projektpaket bestand aus einem Informationsblatt, einer Einverständniserklärung und einem vorfrankierten Rückumschlag.

Projektpakete wurden den jeweiligen Managern überlassen, um sie denjenigen Teilnehmern auszuhändigen, die während des Treffens als potenziell für das Projekt geeignet befunden wurden, aber bei der Teamsitzung nicht anwesend waren. Arbeitsmediziner und Personalmanager wurden in der Kapazität ihrer beruflichen Rolle rekrutiert, so dass es keinen Ersatz für diejenigen geben konnte, die sich gegen eine Teilnahme entschieden oder die Teilnahme abgebrochen haben. Die Datensättigung, d.h. der Punkt, an dem die Erhebung neuer Daten kein weiteres Licht auf das untersuchte Thema wirft (Mason, 2010), konnte daher mit Arbeitsmedizinern und Personalverantwortlichen nicht erreicht werden. Arbeitsmediziner und Personalleiter wurden ausgeschlossen, wenn sie aus irgendeinem Grund nicht willens oder nicht in der Lage waren, ihre schriftliche Zustimmung zu erteilen.

Darüber hinaus wurde beim jeweiligen arbeitsmedizinischen Leiter die Erlaubnis eingeholt, im Empfangsbereich jeder arbeitsmedizinischen Abteilung ein Poster zur Kundenrekrutierung auszuhängen, um Kunden für das Projekt zu werben. Die Poster enthielten Informationen über den Zweck des Projekts, eine Zusammenfassung der Kriterien zur Bestimmung der Anspruchsberechtigung, eine kurze Liste der Vorteile der Teilnahme sowie die Namen und Kontaktangaben des Forschers und des akademischen Beraters. Arbeitsmediziner und Personalverantwortliche wurden auch gebeten, Kunden auf individueller Basis zur Teilnahme einzuladen und ein breites Spektrum von Kunden zur Teilnahme zu ermutigen.

Kunden, die an einer Teilnahme am Projekt interessiert waren, wurde empfohlen, sich mit dem Forscher oder dem akademischen Berater in Verbindung zu setzen, und nach der Diskussion wurde denjenigen, die die Einschlusskriterien erfüllten, ein Projektpaket zugesandt, das aus einem Informationsblatt, einem Zustimmungsformular, einem Formular mit den Kontaktdaten des Kunden und einem frankierten Rückumschlag bestand. Kunden wurden ausgeschlossen, wenn sie aus irgendeinem Grund nicht willens oder nicht in der Lage waren, ihre schriftliche Einwilligung zu erteilen, wenn sie derzeit formelle Maßnahmen ergreifen oder vom NHS-Krankenhaus formell untersucht werden, wenn ihre Behandlung medizinisch-rechtliche Auswirkungen hat und wenn sie schriftliche und mündliche Informationen in englischer Sprache nicht angemessen verstehen. Das Projekt hätte die Perspektiven von Klientinnen und Klienten begrüßt, die andere Sprachen als Englisch verstanden, doch es gab keine Finanzierung für die Kosten im Zusammenhang mit der Übersetzung von Dokumenten und dem Einsatz von Dolmetschern. Es muss jedoch angemerkt werden, dass es sich bei den potenziellen Kunden, die für das Projekt angeworben wurden, auch um Angestellte ihres jeweiligen NHS-Krankenhauses handelte, so dass die Verwendung der englischen Sprache kein Hindernis für das Projekt zu sein schien. Es wurden auch einige optionale Fragen zur Vielfalt und Ethnizität gestellt, um die Erhebung von Daten über diese Merkmale zu ermöglichen.

Es wurden mehrere Strategien zur Rekrutierung eines breit gefächerten Klientenspektrums angewandt, nämlich zwei NHS-Krankenhäuser, die zwar geografisch nahe beieinander liegen, aber unterschiedliche Bevölkerungsgruppen bedienen, und das Rekrutierungsprotokoll zielte auf eine Vielfalt nach Alter, Geschlecht, ethnischer Zugehörigkeit, Gesundheit und Behinderung ab. Die Kundenrekrutierung wurde so lange fortgesetzt, bis eine Datensättigung erreicht war. Der leitende ambulante Physiotherapeut im Krankenhaus B (Fall 2) wurde über das Projekt informiert und darüber, dass Klienten, die nach einer Überweisung von der arbeitsmedizinischen Abteilung an mindestens einer ambulanten Physiotherapie-Sitzung teilgenommen hatten, zur Teilnahme am Projekt berechtigt waren.

Alle Teilnehmer mussten die Einverständniserklärung ausfüllen und in dem dafür vorgesehenen frankierten Rückumschlag zurücksenden. Der ZDA (2005) empfiehlt, dass potentielle Teilnehmer ausreichend Zeit haben sollten, um zu entscheiden, ob sie teilnehmen wollen oder nicht. Bei diesem Projekt wurde den Teilnehmern nach Erhalt des Teilnehmer-Informationsblattes mindestens 24 Stunden Zeit gegeben, um zu entscheiden, ob sie teilnehmen wollen oder nicht. Erst nach Erhalt eines vollständig ausgefüllten Einverständnisformulars wurden die Teilnehmer in das Projekt aufgenommen.

## Methoden der Datenerhebung

Als Methode der Datenerhebung wurden semi-strukturierte Interviews verwendet. Eine Zusammenfassung des Datenmanagements in jedem NHS-Krankenhaus ist in den Tabellen 4 und 5 dargestellt.

**Tabelle 4:** Zusammenfassung der Datenverwaltung für das Krankenhaus A (Fall 1)

| Datenquellen | Daten Sammlung Methoden | Größe der Stichprobe |
|---|---|---|
| Phase 1: Arbeitsmedizinische Kliniker | Semi-strukturierte Interviews | n=9 |
| Phase 2: Arbeitskraftmanager | Semi-strukturierte Interviews | n=3 |
| Phase 3: Kunden | Semi-strukturierte Interviews | n=5 |

**Tabelle 5:** Zusammenfassung der Datenverwaltung für das Krankenhaus B (Fall 2)

| Datenquellen | Methoden der Datenerhebung | Größe der Stichprobe |
|---|---|---|
| Phase 1: Arbeitsmedizinische Kliniker | Semi-strukturierte Interviews | n=5 |
| Phase 2: Arbeitskraftmanager | Semi-strukturierte Interviews | n=2 |
| Phase 3: Kunden | Semi-strukturierte Interviews | n=4 |

# Rationale Gründe für die Verwendung halbstrukturierter Interviews

Es wurden halbstrukturierte Interviews verwendet, da es sich um einen gesteuerten verbalen Austausch handelt, um Bereiche abzudecken, die für den Forscher von Interesse sind, die aber flexibel genug sind, um den Teilnehmern die Möglichkeit zu geben, sich frei auf Bereiche auszudehnen, wenn sie dies wünschten (Clough und Nutbrown, 2007). Der Forscher verfügt auch über die Flexibilität, Fragen umzustrukturieren, aufmerksam zuzuhören, innezuhalten, zu sondieren oder den Teilnehmer entsprechend aufzufordern, um neue und interessante Informationen zu sammeln (Clough und Nutbrown, 2007). Unter diesen Gesichtspunkten ist der zentrale Grundsatz der halbstrukturierten Interviews, dass sie einen offenen, geführten Gesprächsansatz fördern, und im Rahmen dieses Projekts wurde sichergestellt, dass an den Projektstandorten ein spezifischer Informationsbedarf über die Rolle der arbeitsmedizinischen Physiotherapie erhoben wurde.

Der spezifische Informationsbedarf umfasste die Untersuchung der Erfahrungen und Überlegungen verschiedener Interessengruppen zur Rolle der arbeitsmedizinischen Physiotherapie, um die Entwicklung eines mehrperspektivischen konzeptionellen Rahmens zu ermöglichen. Dieser Ansatz wird von Patton (2002) unterstützt, der feststellte, dass die Flexibilität semi-strukturierter Interviews es ermöglicht, mit jedem Teilnehmer grundlegende Untersuchungslinien zu verfolgen und gleichzeitig spontane Gespräche zu führen, so dass ein frei fließender, anpassungsfähiger Dialog aufrechterhalten wird, um neue Bereiche oder Ideen aufzudecken, die zu Beginn des Projekts nicht vorhersehbar waren.

## Verfahren zur Durchführung halbstrukturierter Interviews

Für die Durchführung der persönlichen Interviews wurde in jedem NHS-Krankenhaus ein privater Besprechungsraum eingerichtet. Um die Vertraulichkeit zu gewährleisten, wurden die Interviews mit den Klientinnen und Klienten in einem neutralen Raum innerhalb des NHS-Krankenhauses durchgeführt, jedoch nicht innerhalb der arbeitsmedizinischen Abteilung (Fall 1) oder der ambulanten Physiotherapie-Klinik (Fall 2), in der die Klientin bzw. der Klient behandelt wurde. Arbeitsmediziner und Personalverantwortliche erhielten die Möglichkeit, die Befragung in ihrem Arbeitszimmer durchführen zu lassen, wenn dies aus Gründen der Bequemlichkeit angebracht war. Die Interviews wurden zu verschiedenen

Tageszeiten arrangiert, um den Lebensstilen und Arbeitsmustern der Teilnehmer Rechnung zu tragen.

Zu Beginn jedes Interviews wurden Einführungen mit dem aus Rose (1994) adaptierten Ansatz vorgenommen:

(a) Erklären Sie dem Teilnehmer den Zweck des Interviews;

(b) Klärung des zur Diskussion stehenden Themas;

(c) Informieren Sie den Teilnehmer über das Format des Interviews;

(d) Informieren Sie den Teilnehmer über die ungefähre Dauer der Befragung;

(e) dem Teilnehmer Vertraulichkeit und Anonymität zusichern;

(f) Erklären Sie den Zweck des Tonbandgerätes und bitten Sie um Erlaubnis, es benutzen zu dürfen;

(g) Versichern Sie dem Teilnehmer, dass er sich um die Klärung von Fragen bemühen könnte;

(h) Versichern Sie dem Teilnehmer, dass er die Beantwortung von Fragen ablehnen kann;

(i) Informieren Sie den Teilnehmer, dass während des Gesprächs Gelegenheit besteht, Fragen zu stellen;

(j) Versichern Sie dem Teilnehmer, dass es keine richtigen oder falschen Antworten gab;

(k) Informieren des Teilnehmers über die verfügbare Unterstützung, falls es emotionale Belastung durch die Diskussion einer heiklen Situation gab; und

(l) Informieren Sie den Teilnehmer, dass er das Gespräch jederzeit ohne Angabe von Gründen abbrechen kann.

Am Ende jedes Interviews wurde mit Hilfe des Teilnehmers eine schriftliche Zusammenfassung erstellt. Diese Zusammenfassung fasste wesentliche Kernpunkte der Diskussion zusammen und bestätigte sie, um sicherzustellen, dass die Hauptbereiche der Diskussion vom Teilnehmer abgedeckt und überprüft wurden. Dieser Prozess wird als "member checking" bezeichnet, bei dem die Genauigkeit der Daten vom Teilnehmer überprüft wird, um die wichtigsten Ergebnisse der Diskussion und die Hauptinteressenbereiche zu bestätigen (Curtin und Fossey, 2007).

## Werkzeug zur Datenerfassung

Offene und nicht-direktive Interviewzeitpläne wurden als Datenerhebungsinstrument verwendet, um von verschiedenen Interessengruppen reichhaltige, detaillierte und kontextualisierte Perspektiven zur Rolle der arbeitsmedizinischen Physiotherapie zu sammeln. Medizinischer Jargon wurde vermieden, damit sich die Teilnehmer mit der verwendeten Sprache vertraut und wohl fühlten und um sie zu beruhigen. Die Interviewer wurden auf Tonband aufgenommen.

## Datenanalyse

Die Rahmenanalyse wurde als Datenanalysetechnik gewählt, weil sie die Transparenz und die Verbindungen zwischen den einzelnen Analysephasen betont (Ritchie und Lewis, 2003). Der zentrale Ansatz der Rahmenanalyse besteht aus einer Reihe miteinander verbundener Phasen, die es dem Forscher ermöglichen, sich zwischen verschiedenen Datenquellen hin und her zu bewegen, bis sich eine kohärente Darstellung abzeichnet (Ritchie und Lewis, 2003). Dieser Prozess führt zu einer ständigen Verfeinerung der Themen, die bei der Entwicklung eines konzeptuellen Rahmens helfen können (Smith and Firth, 2011), was in der Tat das beabsichtigte Ergebnis dieses Projekts war. Die Daten wurden wörtlich von den Tonbandaufnahmen transkribiert und mit Hilfe der von Ritchie und Spencer (1994) entwickelten fünfstufigen Rahmenanalyse-Technik analysiert, nämlich: Einarbeitung; Identifizierung eines thematischen Rahmens; Indexierung; Diagrammerstellung; Kartierung und Interpretation.

# Vertrauenswürdigkeit der Forschung

Qualitative Forschung unterscheidet sich von quantitativer Forschung durch ihre grundlegenden Annahmen, Forschungszwecke und Inferenzprozesse, so dass die herkömmlichen Kriterien der Validität, Reliabilität und Objektivität zur Beurteilung ihrer Forschungsergebnisse ungeeignet sind (Shenton, 2004). Diese Lücke erkennend, schlugen Lincoln und Guba (1985) vier Kriterien zur Bewertung der Vertrauenswürdigkeit von Forschung in der qualitativen Forschung vor, nämlich Glaubwürdigkeit, Übertragbarkeit, Bestätigbarkeit und Verlässlichkeit. Damit die Kriterien der Vertrauenswürdigkeit erfüllt werden können, muss der Prozess jedoch rigoros sein. Nach Morse *et al.* (2002) berichtet Forschung ohne Strenge lediglich über Fiktion und wird nutzlos gemacht. Der rigorose Nachweis, wie jedes Kriterium der Vertrauenswürdigkeit erfüllt wird, ist daher für eine qualitativ hochwertige Forschung unerlässlich. Die Strategien der Rigorosität werden im nächsten Abschnitt erörtert.

# Glaubwürdigkeit

Glaubwürdigkeit bezieht sich auf die Lebendigkeit oder Treue der Beschreibung des Phänomens (Shenton, 2004). Die Glaubwürdigkeit wurde durch eine Triangulation der Datenquellen nachgewiesen, bei der ein breites Spektrum von Teilnehmern (Arbeitsmediziner, Personalverantwortliche und Klienten) verwendet wurde. Die Triangulation von Datenquellen ermöglichte es, die Perspektiven verschiedener Interessengruppen mit anderen untersuchten zu vergleichen, um die kontextuellen Daten bezüglich der Fallstandorte zu verbessern (Farmer *et al.* 2006). Es wurde auch eine Standort-Triangulation durchgeführt, bei der zwei Organisationen (d.h. zwei NHS-Krankenhäuser) ausgewählt wurden, um die Auswirkungen kultureller Faktoren, die einer Institution eigen sind, zu reduzieren (Curtin und Fossey, 2007). Darüber hinaus stellten Curtin und Fossey (2007) fest, dass, wenn ähnliche Befunde an verschiedenen Standorten auftauchen, die Ergebnisse in den Augen des Lesers eine größere Glaubwürdigkeit haben können.

Es wurden verschiedene Strategien angewandt, um sicherzustellen, dass die Teilnehmer bei der Eingabe von Daten ehrlich blieben. Insbesondere konnten alle Teilnehmer, denen die Möglichkeit zur Teilnahme am Projekt angeboten wurde, das Angebot auch ablehnen, um sicherzustellen, dass an den Datenerhebungssitzungen nur diejenigen Teilnehmer teilnahmen, die wirklich zur Teilnahme bereit waren und bereit waren, die Daten frei und ehrlich anzubieten. Die Teilnehmer wurden zu Beginn jeder Befragungssitzung ermutigt, offen und ehrlich in ihren Antworten zu sein, und es wurde bekräftigt, dass es keine richtigen oder falschen Antworten auf die gestellten Fragen gab. Hervorgehoben wurde auch die unabhängige Haltung des Forschers, so dass die Teilnehmer offen über ihre Erfahrungen sprechen konnten, ohne befürchten zu müssen, ihre Glaubwürdigkeit in ihrer Organisation zu verlieren. Um die Richtigkeit der Daten zu überprüfen, wurden Mitgliederkontrollen durchgeführt (Curtin und Fossey, 2007). Am Ende der Interviews wurden die Teilnehmer gebeten, wesentliche Kernpunkte der Diskussion zu bestätigen, um sicherzustellen, dass die Hauptinteressengebiete vom Teilnehmer abgedeckt und überprüft wurden (Curtin und Fossey, 2007). Um die Glaubwürdigkeit zu fördern, wurden dicke Beschreibungen mit den eigenen Worten der Teilnehmer verwendet, da der Leser so die Authentizität der Ergebnisse beurteilen konnte und feststellen konnte, wie gut er die eigentlichen Interviews aufnahm (Lincoln und Guba, 2000). Ein zweiter Gutachter, der nicht Teil des Projekts war, analysierte unabhängig die Daten für aufkommende Themen, und die endgültigen Themen wurden nach der Diskussion ausgewählt. Dieser zweite Gutachter wurde nicht durch die Nähe zum Projekt behindert und war daher in der Lage, die Daten mit wirklicher Distanz zu betrachten und eine neue Perspektive zu bieten (Ballinger, 2004).

## Übertragbarkeit

Übertragbarkeit beschreibt das Ausmaß, in dem Forschungsergebnisse in einem anderen Kontext angewendet werden können (Shenton, 2004). Stake (2006) schlug vor, dass jeder Fall zwar einzigartig sein mag, aber auch ein Beispiel für eine breitere Gruppe ist und daher die Aussicht auf Übertragbarkeit bietet. Jeder Fall wurde kurz beschrieben, um den Kontext zu ermitteln, in dem das Projekt durchgeführt wurde, und um es den Lesern zu ermöglichen, ihn richtig zu verstehen und die Anwendbarkeit der Projektergebnisse in ihrem eigenen Umfeld und Kontext selbst beurteilen zu können. Die Verwendung von dicken Beschreibungen ermöglicht es den Lesern auch, die Schlussfolgerungen in den Daten mit denen zu vergleichen, die sie in ihrer eigenen Situation gesehen haben, und festzustellen, inwieweit sie sich sicher sein können, die Ergebnisse dieses Projekts auf ihre Situation zu übertragen.

## Bestätigbarkeit

Bestätigbarkeit bezieht sich auf das Ausmaß, in dem die Merkmale der Daten von denjenigen überprüft werden können, die die Forschungsergebnisse überprüfen (Shenton, 2004). Ein Schlüsselkriterium für die Bestätigbarkeit ist der Grad, in dem der Forscher seine eigenen Veranlagungen zugibt, um sicherzustellen, dass diese minimiert werden, so dass die Ergebnisse die Ansichten der Teilnehmer widerspiegeln und nicht die eigenen Präferenzen des Forschers (Shaw und Gould, 2001). Ein weiteres Merkmal der Bestätigbarkeit besteht darin, dass der Leser bestimmen kann, inwieweit die Daten und Konstrukte, die sich daraus ergeben, akzeptiert werden können (Jackson, 2003). Das Projekt wurde so detailliert wie möglich beschrieben, damit der Leser Schritt für Schritt die getroffenen Entscheidungen und die angewandten Verfahren nachvollziehen konnte, ein Prozess, den Jackson (2003) als Audit-Trail beschrieb, um zu zeigen, wie die Daten schließlich zur Entwicklung eines konzeptuellen Rahmens führten.

## Verlässlichkeit

Verlässlichkeit bezieht sich auf die Kohärenz des Forschungsprozesses und die Art und Weise, wie der Forscher über die Prozesse des Projekts Rechenschaft ablegt, um es einem zukünftigen Forscher zu ermöglichen, die Arbeit zu wiederholen, aber nicht unbedingt die gleichen Ergebnisse zu erzielen (Shenton, 2004). Verlässlichkeit wurde durch eine detaillierte Beschreibung der Forschungsmethodik und ihrer Umsetzung, durch die Beschreibung der operativen Details der Datenerfassung und durch eine reflektierende Bewertung des Projekts erreicht, so dass die Auswirkungen des Projekts und die Lernbereiche identifiziert werden konnten.

## Erlangung der Genehmigung zur Leitung der Forschung und der ethischen Zustimmung

Der Unterausschuss für Forschungsethik der Universität genehmigte die Studie. Der NHS REC bestätigte, dass das Projekt keine ethische Prüfung durch den NHS gemäß den Bestimmungen der Governance-Regelungen für Forschungsethikausschüsse erfordere. Das Projekt wurde vor Beginn bei der Abteilung für klinische Leitung in jedem teilnehmenden NHS-Krankenhaus registriert.

## Ethische Erwägungen

Alle Forschungsarbeiten sollten immer Aussagen zu ethischen Überlegungen enthalten, da Forschung, die wissenschaftlich nicht fundiert ist, niemals ethisch sein kann (Sim, 2010). Das Projekt wurde in Übereinstimmung mit dem University Ethics Framework (Middlesex University London, 2014); dem Clinical Governance Framework for Health and Social Science Research des NHS (Department of Health, 2008b) und den CSP Core Standards of Physiotherapy Practice (CSP, 2005) durchgeführt. Die ethischen Prinzipien der Wohltätigkeit, der Nicht-Malefizenz, der Autonomie und der Gerechtigkeit wurden während des gesamten Projektverlaufs stets eingehalten.

# KAPITEL FÜNF: ERGEBNISSE UND DISKUSSION

## Teil I. Wahrnehmung der Charakterisierungen der Rolle der arbeitsmedizinischen Krankengymnastik durch die Stakeholder

### Thema 1: Von Agent zu Organisation und Kunde

Die sechs Unterthemen unter diesem Thema sind (1) Ausgewogenheit zwischen klinischen und organisatorischen Bedürfnissen; (2) Verstärkung des Einflusses der Gesundheit am Arbeitsplatz; (3) Bewertung der Bedürfnisse der Arbeitgeber; (4) Organisationsanalyse und -entwicklung; (5) Verknüpfung der Personalbedürfnisse mit der Organisation; und (6) Förderung der Gesundheit am Arbeitsplatz innerhalb der Organisation.

### Ausgleich zwischen klinischen und organisatorischen Bedürfnissen

Arbeitsmediziner charakterisierten die Rolle der arbeitsmedizinischen Physiotherapie als komplex und von doppelter Natur, die einen Balanceakt zwischen der Erfüllung klinischer Bedürfnisse und der Arbeit innerhalb der Grenzen organisatorischer Erfordernisse beinhaltete. Arbeitsmedizinische Physiotherapeuten wurden im Vergleich zu Physiotherapeuten der Primärversorgung als Fachleute mit einem höheren Wissensstand und einer besseren Fähigkeit zur klinischen Argumentation angesehen. Es gab jedoch Bedenken hinsichtlich der Einbettung von Physiotherapeuten in arbeitsmedizinische Abteilungen wegen der wahrgenommenen beruflichen Isolation, und es herrschte allgemeine Übereinstimmung darüber, dass ein Physiotherapeut in einer solchen Rolle seine Fähigkeiten und Fertigkeiten innerhalb eines arbeitsmedizinischen Teams unter Beweis stellen und in der Lage sein müsste, unabhängig zu arbeiten, mit minimaler Unterstützung durch eine traditionelle Physiotherapieabteilung:

> *"Arbeitsmedizinische Physiotherapeuten müssen so arbeiten, dass sie ihre klinische Arbeit tun können und verstehen, was die Organisation will und braucht. Allzu oft übernehmen Physiotherapeuten von Anfang an eine Kontaktrolle in der Primärversorgung, und dies findet nicht immer die Unterstützung der Ärzte. Sie müssen in Absprache mit dem Team arbeiten und den Druck der Organisation verstehen. "*(Krankenhaus A, Fall 1, Arbeitsmediziner)

> *"Physiotherapeuten in der Arbeitsmedizin müssen über ein gewisses Maß an Fähigkeiten und Fertigkeiten verfügen, denn die Arbeit beinhaltet auch, das Personal wieder an die Arbeit zu bringen. Physiotherapeuten in der Arbeitsmedizin haben ein viel höheres Maß an Autonomie als die meisten anderen im Krankenhaus ausgeübten Funktionen und müssen klinische Fähigkeiten und selbständiges Arbeiten nachweisen. Es muss von Anfang an ein Verständnis dafür vorhanden sein, wie das System funktioniert, und sie müssen in der Lage sein, dem Personal bei der Rückkehr zu helfen und den überweisenden Managern Empfehlungen zu geben, wie sie unterstützt werden können. Physiotherapeuten können nicht nur den Schmerz behandeln.*
"(Krankenhaus A, Fall 1, arbeitsmedizinische Krankenschwester 3)

Die künftige Rolle der arbeitsmedizinischen Physiotherapie wurde als in das arbeitsmedizinische Team eingebettet betrachtet, wobei gleichzeitig organisatorische Werte gefördert werden sollten. Man war sich einig, dass es einen Prozess geben muss, der eine Rolle ermöglicht, die sowohl berufliche Autonomie als auch Zusammenarbeit innerhalb des multidisziplinären Teams und der Organisation umfasst:

> *"Es könnte ein Prozess eingeführt werden, so dass der Physiotherapeut mit den anderen Berufsgruppen im Team zusammenarbeiten und ihre Fälle*

*durchleuchten und entscheiden kann, welche für sie und welche für das multidisziplinäre Team geeignet sind ... Wenn der Physiotherapeut früher Zugang zu einigen der Fälle hat, kann er die Organisation darüber informieren, wozu der Klient fähig ist, wo etwas nicht in Ordnung zu sein scheint oder wo der Klient keine Fortschritte macht.* (Krankenhaus B, Fall 2, arbeitsmedizinische Krankenschwester 4)

Der Erfolg für die Physiotherapeuten, eine doppelte klinische und organisatorische Rolle beizubehalten, schien in der Zusammenarbeit mit den Arbeitsmedizinern und Krankenschwestern zu liegen. Die Beziehung zwischen dem Physiotherapeuten und anderen Mitgliedern des arbeitsmedizinischen Teams schien die berufliche Autonomie nicht zu behindern:

*"Meine Mentorschaft wird von einem Berater und manchmal von der leitenden Krankenschwester übernommen. Wir haben gemeinsam ein Entwicklungsprogramm entwickelt und Parameter aufgestellt, an die wir uns beide halten. Wir haben eine gute Arbeitsbeziehung, und das hilft, wenn ich ihnen etwas sagen muss ... Ich finde, dass sie empfänglicher sind, wenn sie verstehen, was Ihre Rolle ist und was Sie tun.* (Krankenhaus A, Fall 1, Physiotherapeut für Arbeitsmedizin)

Der Erfolg bei der Etablierung der Doppelrolle der arbeitsmedizinischen Physiotherapeuten hing nicht nur von der engen Zusammenarbeit mit den verschiedenen Teammitgliedern ab, sondern ein zentraler Punkt war die Notwendigkeit, dass der Physiotherapeut einen reibungslosen Übergang in die Abteilung erleichtern sollte:

*"Wir werden einen Physiotherapeuten suchen, der über eine breite Wissensbasis verfügt, jemanden, der Integrität besitzt, aber auch locker ist und in das Team passen kann.* (Krankenhaus B, Fall 2, arbeitsmedizinische Krankenschwester 3)

*"Wir brauchen definitiv jemanden, der flexibel ist, der die Entscheidungen des Beraters in Frage stellen kann und selbstbewusst genug ist, um Empfehlungen an die Organisation zu geben, auch wenn der Manager vielleicht nicht mit Ihnen übereinstimmt.* (Krankenhaus B, Fall 2, arbeitsmedizinische Krankenschwester 4)

## Stärkung des Einflusses des Arbeitsschutzes

Eine Perspektive der Rolle der arbeitsmedizinischen Physiotherapeuten durch die Arbeitsmediziner war, dass die Anwesenheit von Physiotherapeuten in den arbeitsmedizinischen Abteilungen dazu beitragen könnte, zu beleuchten, wie eine moderne arbeitsmedizinische Teamstruktur aussehen sollte, und dazu beitragen könnte, den Einfluss der arbeitsmedizinischen Abteilungen in der Organisation zu verstärken:

*"Normalerweise sind wir so gut darin, die Wartezeiten zu verkürzen und einen Fall an den am besten geeigneten Arzt zu triagieren, aber wenn es darum geht, sich mit der Organisation zu befassen, kann das ein recht langsamer Prozess sein. Deshalb halte ich eine moderne Abteilung, wie sie in Boormans Bericht vorgeschlagen wurde, für so wichtig. Ich bin der Meinung, dass Physiotherapeuten eine wichtige Ergänzung zu einer arbeitsmedizinischen Abteilung sind, nicht nur, weil sie gut mit ihrer Behandlung und ihren Interventionen umgehen können, sondern weil sie auch dazu beitragen, die Arbeit, die wir in der Organisation leisten, zu fördern.* (Krankenhaus A, Fall 1, arbeitsmedizinische Krankenschwester 2)

Die Rolle der arbeitsmedizinischen Physiotherapie wurde nicht nur als Einfluss auf die Organisation gesehen, sondern auch als eine Rolle, die die Entscheidungen der Arbeitsmediziner und des Pflegepersonals beeinflussen könnte:

*"Es ist definitiv hilfreich, Zugang zu einem Physiotherapeuten zu haben, denn er kann uns helfen, unsere Meinung darüber zu ändern, welche Empfehlungen wir geben. Sie wissen, dass es manchmal schwer für uns ist, uns zu entscheiden,*

*aber wenn wir den Physiotherapeuten anrufen, bekommen wir in der Regel die Antworten, die wir wollen.* (Krankenhaus B, Fall 2, arbeitsmedizinische Krankenschwester 1)

## Bewertung der Bedürfnisse von Arbeitgebern

Es wurde davon ausgegangen, dass arbeitsmedizinische Physiotherapeuten in der Lage sind, die Verletzungsmuster der Verletzten zu untersuchen und entsprechende Empfehlungen zu geben, welche Strategien erforderlich sind, um den Trends innerhalb der Organisation zu begegnen:

*"Der Physiotherapeut betrachtet hier die Muster der Verletzungen. Das ist sehr vorteilhaft, weil sie kartografieren können, wo alle Verletzungen stattfinden, die wir als Hotspot-Bereiche bezeichnen, so dass sie gezielte Interventionen durchführen können. Das hilft definitiv bei der proaktiven Behandlung von Verletzungen, und die Organisation und die Kunden lieben das. Ich denke, es ist ein wichtiger Bereich, in dem sich die Physiotherapeuten weiter entwickeln können.* (Krankenhaus A, Fall 1, arbeitsmedizinische Krankenschwester 4)

*"Eine wichtige Sache, in der Physiotherapeuten gut sind, ist es, dort hinauszugehen und zu sehen, was wirklich nötig ist, um etwas zu bewegen. Wir machen das gerne, aber wir sind so beschäftigt, dass wir einfach nicht die Zeit dafür haben.* (Krankenhaus B, Fall 2, arbeitsmedizinische Krankenschwester 3)

## Organisationsanalyse und -entwicklung

Die arbeitsmedizinischen Physiotherapeuten wurden als eine Berufsgruppe betrachtet, die sich mit Organisationsanalyse und -entwicklung befasst:

*"Es gibt im NHS einen Trend zur Umstrukturierung der Dienste, und die arbeitsmedizinischen Dienste sind nicht anders. Dazu gehört die Analyse des*

*organisatorischen Umfelds im Hinblick auf Veränderung, Kultur,*
*Entscheidungsfindung und Entwicklung ... und hier können Physiotherapeuten*
*helfen, neue Ideen zu ermöglichen.* (Krankenhaus A, Fall 1, Personalleiter
3)

*"Um den arbeitsmedizinischen Dienst in dieser Organisation*
*weiterzuentwickeln, brauchen wir Therapeuten, die nicht nur ihre klinischen*
*Aufgaben wahrnehmen, sondern mit ihren Leistungen auch den Return on*
*Investment für die Organisation berechnen. Bei all dem Personalmangel, mit*
*dem wir konfrontiert sind, und angesichts des Mangels an angemessenen*
*Rekrutierungsbemühungen brauchen wir Therapeuten, die die Bedürfnisse der*
*Organisation erkennen und Entwicklungen, wie neue Arbeitsweisen, vornehmen*
*und Kosten senken können.* (Krankenhaus B, Fall 2, Personalleiter 1)

*"Ich denke, es besteht ein Bedarf für Physiotherapeuten in arbeitsmedizinischen*
*Abteilungen, eine Art Analyse innerhalb der Organisation in einem frühen*
*Stadium durchzuführen, um dabei zu helfen, tatsächliche Leistungsprobleme zu*
*identifizieren und zu erkennen, wo Prozesse entwickelt werden müssen.*
(Krankenhaus B, Fall 2, Personalleiter 2)

## Verknüpfung des Personalbedarfs mit der Organisation

Die Personalverantwortlichen stellten fest, dass die Kommunikation zwischen der
Organisation und den Mitarbeitern gestört war. Dies geschah, obwohl die
Personalmanager der Meinung waren, dass sie Fortschritte bei der Herstellung von
Verbindungen zwischen beiden gemacht hatten. Workforce Manager erkannten an,
dass arbeitsmedizinische Physiotherapeuten eine Rolle bei der Verknüpfung der
Bedürfnisse der Mitarbeiter und des Unternehmens spielten:

*"Die Schaffung von Verbindungen zwischen unseren Mitarbeitern und der*
*Organisation ist entscheidend für die Bewältigung personalbezogener Probleme.*
*Wir haben viel dafür getan, dass sich die Mitarbeiter mehr unterstützt fühlen,*

*aber es gab immer wieder diesen Zusammenbruch in der Kommunikation. Ich habe das Gefühl, dass sie manchmal denken, wir seien der Feind, der versucht, ihnen das Leben schwer zu machen. Die Physiotherapeutin verbringt im Vergleich zum Arzt oder der Krankenschwester viel Zeit mit dem Personal, und das versetzt sie in die Lage, das Personalmitglied viel besser zu verstehen und kennen zu lernen. Deshalb glaube ich, dass sie Personalprobleme angemessen und effizient mit den Ressourcen in der Organisation verknüpfen können".* (Krankenhaus A, Fall 1, Personalleiter 1)

*"Ich nehme an, Physiotherapeuten könnten das Feedback an die Organisation erleichtern. Es ist gut, ein System zu haben, mit dem ein schriftliches Feedback an die Organisation gegeben werden kann. Aber ich denke, dass Physiotherapeuten gut darin sind, eine bessere Kontinuität der Betreuung zu erreichen und ihre Ideen an die Organisation zurückzugeben. Ich nehme an, dass dies dazu beiträgt, Veränderungen zu initiieren, was im NHS recht schwierig ist".* (Krankenhaus B, Fall 2, Personalleiter 2)

## Förderung der arbeitsmedizinischen Physiotherapie innerhalb der Organisation

Die Teilnehmer waren der Meinung, dass arbeitsmedizinische Physiotherapeuten die Verantwortung dafür tragen, ihre Dienste zu fördern und mit den verschiedenen Interessengruppen der Organisation in Verbindung zu treten:

*"Ich halte es für wichtig, dass der arbeitsmedizinische Physiotherapeut eine effektive Beziehung zu den Entscheidungsträgern in der Organisation aufbaut und pflegt. Wenn sie es nicht tun, dann wird es auch kein anderer tun."*
(Krankenhaus A, Fall 1, Personalleiter 1)

*"Ich schätze, es wäre Sache der Physiotherapeuten, zu sagen, was sie tun können, und es allen zu vermitteln.* (Krankenhaus B, Fall 2, Personalleiter 2)

## Thema 2: Unparteiischer Ansatz

Die beiden Unterthemen unter diesem Thema sind (1) sympathische und unparteiische Herangehensweise; und (2) Kundenaufklärung und Kommunikation.

## Sympathischer und unparteiischer Ansatz

Die Teilnehmerinnen und Teilnehmer charakterisierten die Rolle der arbeitsmedizinischen Physiotherapeutinnen und Physiotherapeuten als mitfühlend und unparteiisch gegenüber ihren Problemen, indem sie ihre Ängste und Befürchtungen vor dem Besuch einer arbeitsmedizinischen Abteilung abbauen:

*"Eines der beängstigenden Dinge beim Besuch des Arbeitsmedizinischen Dienstes ist, dass wir wissen, dass wir wegen fehlender Arbeit abgemahnt werden. Aber der Hauptvorteil von Physiotherapeuten ist, dass sie ein tieferes Verständnis Ihres Problems haben und Ihnen positivere Informationen darüber geben können, wie Sie zurechtkommen, ohne Partei zu ergreifen.* (Krankenhaus A, Fall 1, Kunde 3)

*"Ich sehe Physiotherapeuten als diejenigen an, die Ihnen einen Impuls geben sollten, wie Sie sich fühlen, und Ihnen vielleicht versichern sollten, dass Ihre Arbeitssituation nicht so schlimm ist, wie Ihr Vorgesetzter behauptet, oder dass Sie sich schuldig fühlen, weil Sie nicht arbeiten.* (Krankenhaus A, Fall 1, Kunde 4)

*"Ich fühlte mich beiseite geschoben, als ich zur Arbeitsmedizin ging, deshalb brauchen wir jemanden, der dafür sorgt, dass man sich willkommen fühlt und nicht nur auf der Seite des Managers steht. Die Physiotherapeutin ist im Allgemeinen gut darin, Ihnen zuzuhören und Ihnen Ratschläge zu geben, und*

*sie ist recht gut darin, Ihnen das Gefühl zu geben, dass Sie sich wichtig fühlen, und Sie nicht dafür zu verurteilen, dass Sie ein paar Tage krankgeschrieben sind.* (Krankenhaus A, Fall 1, Kunde 5)

Eine Klientin bemerkte, dass arbeitsmedizinische Physiotherapeuten aufgrund ihres fürsorglichen Charakters potenziell besser geeignet wären, ihr bei der Rückkehr an ihren Arbeitsplatz zu helfen:

*"Ich leide schon so lange unter diesen Beinschmerzen. Es sollte jemanden geben, der Ihnen Seelenfrieden geben und diese Schmerzen lindern kann, ohne Sie zu belästigen und es so aussehen zu lassen, als würden Sie den Schmerz vortäuschen, nur um nicht arbeiten zu müssen. Der Physiotherapeut könnte mir wahrscheinlich helfen, mit all diesen Schmerzen fertig zu werden, denn er versteht den Schmerz besser als die Krankenschwestern. Sie werden mich wahrscheinlich weniger belasten, weil sie verstehen, was ich durchmache, und es würde mir die Genesung erleichtern.* (Krankenhaus B, Fall 2, Kunde 1)

Die Wirkung der Sympathie wurde am besten von einem Klienten beschrieben, der angab, dass arbeitsmedizinische Physiotherapeuten in arbeitsmedizinischen Abteilungen eine Rolle spielen, nicht nur wegen ihrer klinischen Kenntnisse, sondern auch wegen ihres beruhigenden Charakters:

*"Wenn ich eine akute Verletzung habe, wäre es von immenser Hilfe, wenn jemand da wäre, der mich entspannt und beruhigt, damit ich mich in der ganzen Situation nicht verkrampft fühle. Ich glaube nicht, dass ich jemanden suchen werde, der mir die Richtlinie zur Behandlung akuter Verletzungen erklärt, wie ich schon sagte, ich würde mir jemanden wünschen, der mir das Gefühl gibt, weniger angespannt zu sein. Ich habe das Gefühl, dass Physiotherapeuten durch ihre Anwesenheit im arbeitsmedizinischen Bereich besser in der Lage sind, eine beruhigende und besänftigende Atmosphäre zu schaffen, denn mein Bruder hatte einen Schlaganfall, und ich habe gesehen, wie sie ihm helfen konnten, als er die*

*ganze Zeit weinte. Das ist es, wonach ich suchen würde, wenn ich jemals in einer ähnlichen Situation wäre".* (Krankenhaus B, Fall 2, Kunde 3)

## Kundenschulung und Kommunikation

Die Klientinnen und Klienten waren der Meinung, dass arbeitsmedizinische Physiotherapeutinnen und Physiotherapeuten ihnen detaillierte Informationen über ihren Zustand und die verfügbaren Behandlungsmöglichkeiten geben und keine Entscheidungen für sie treffen sollten:

*"Der Physiotherapeut hat mir so viele Informationen über meine Knieschmerzen gegeben, und das hat mir geholfen, mich viel besser zu fühlen. Ich wünschte, die Krankenschwester, die ich angerufen habe, hätte mir diese Informationen und die Beruhigung früher gegeben".* (Krankenhaus A, Fall 1, Kunde 2)

*"Physiotherapeuten beraten und begleiten Sie bei den verschiedenen Behandlungen, die Sie für Ihre Verletzungen erhalten können. Ich habe mich für Akupunktur entschieden, weil ich viele schöne Dinge darüber gehört habe. Meine Kollegin hatte sie auf dem Rücken und sie erholte sich so schnell. Es ist schön, wenn Ihnen jemand all diese Dinge erzählt, wissen Sie, darüber, was es da draußen für Sie zur Auswahl gibt, und nicht die Entscheidungen für Sie trifft.* (Krankenhaus A, Fall 1, Kunde 4)

Ein Klient kommentierte die Tatsache, dass es nicht nur die Qualität und die Fähigkeit der arbeitsmedizinischen Physiotherapeuten sei, sie über ihren Zustand zu erklären und aufzuklären, sondern auch ihre Fähigkeit, ihre Manager und andere Mitglieder des arbeitsmedizinischen Teams aufzuklären und mit ihnen zu kommunizieren:

*"Der Physiotherapeut kann Ihnen viele Fragen stellen, aber er ist auch gut darin, Ihnen Antworten auf die Fragen zu geben, die Sie stellen. Aber ich schätze, sie brauchen diese Informationen, um sich eine Meinung darüber bilden zu können, was Ihnen fehlt, und in meinem Fall konnten sie den Arzt über*

*meinen Zustand informieren und dann meinem Vorgesetzten erklären, wie lange meine Genesung dauern würde.* (Krankenhaus A, Fall 1, Kunde 5)

# Teil II. Erwartungen der Stakeholder an die Rolle der arbeitsmedizinischen Physiotherapie

## Thema 3: Pflege mit direktem Zugang

Die beiden Unterthemen unter diesem Thema sind (1) Interventionen mit schnellem Zugang; und (2) Umgang mit arbeitsmedizinischen Herausforderungen.

## Intervention im Schnellzugriff

Die Teilnehmer erkannten, dass ein frühzeitiger Kontakt mit arbeitsmedizinischen Physiotherapeuten Vorteile bringen könnte. Sie erwarteten, dass sich die Rolle der arbeitsmedizinischen Physiotherapeuten weiterentwickeln würde, und die Tatsache, dass die Physiotherapeuten als Teil der Struktur der arbeitsmedizinischen Abteilungen betrachtet wurden, war ein positives Zeichen der Integration:

*"Das Problem, das wir haben, ist, den Input des Physiotherapeuten von Anfang an richtig zu bekommen. Es ist wichtig, den Input des Physiotherapeuten zu erhalten, damit die Klienten schnell die richtige Behandlung erhalten, die ihnen helfen kann, sich viel schneller zu erholen. Deshalb halte ich es für wichtiger, die frühzeitige Einbeziehung der Physiotherapeuten in die arbeitsmedizinischen Abteilungen zu beginnen, insbesondere angesichts der Menge der Verletzungen, die wir sehen.* (Krankenhaus B, Fall 2, arbeitsmedizinische Krankenschwester 2)

*"Ich würde gerne Physiotherapeuten in unserer Abteilung haben, vor allem bei all den körperlichen Verletzungen, die auf uns zukommen. Es wäre wirklich schön, wenn wir früher Zugang zu Physiotherapeuten bekämen.* (Krankenhaus B, Fall 2, arbeitsmedizinische Krankenschwester 3)

*"Das Hauptproblem ist ein Zeitkonflikt zwischen dem Umgang mit Kunden, die krank sind, und solchen, die am Arbeitsplatz sind und einfache Probleme haben. Die Tatsache, dass wir einen Physiotherapeuten vor Ort haben, hilft uns dabei, Fälle viel schneller zu bewältigen, insbesondere solche, die mit akuten Verletzungen kommen.* (Krankenhaus A, Fall 1, arbeitsmedizinische Krankenschwester 2)

## Umgang mit arbeitsmedizinischen Herausforderungen

Die Teilnehmer waren sich einig, dass sich die arbeitsmedizinischen Abteilungen mit vielen Herausforderungen auseinandersetzen und dass arbeitsmedizinische Physiotherapeuten eine entscheidende Rolle dabei spielen, einige dieser Herausforderungen, wie die langen Wartezeiten und die begrenzten Ressourcen der Abteilungen, zu mildern:

*"Eines der entscheidenden Themen im Gesundheitsschutz am Arbeitsplatz sind die Wartezeiten, vor allem bei all den Verletzungen, die durch sie entstehen. Einige Fälle sind komplex und dringend und müssen schnell behandelt werden, und die Krankenschwestern sind so sehr mit anderen Dingen auf ihrer Liste beschäftigt, dass sie nicht immer die Zeit haben, sich mit all dem zu befassen. Ich glaube, hier kommt der Physiotherapeut ins Spiel ... er hilft, die Wartezeit zu verkürzen".* (Krankenhaus A, Fall 1, Personalleiter 2)

Eine weitere Herausforderung war der Mangel an spezialisiertem Personal, das sich mit bestimmten Fällen befasst, und die vielfältigen Probleme, die sich den arbeitsmedizinischen Abteilungen stellen:

*"... insbesondere bei den akuten muskuloskelettalen Fällen glaube ich nicht, dass die Krankenschwestern und sogar die Ärzte qualifiziert genug sind, um mit einigen dieser Fälle umzugehen. Hier kann der Physiotherapeut bei der Frühbehandlung helfen, um diese Verletzungen zu beheben.* (Krankenhaus A, Fall 1, Personalleiter 2)

*"Es gibt zu viele Probleme, die in die arbeitsmedizinischen Abteilungen kommen, deshalb ist es wahrscheinlich besser, ein multidisziplinäres Team zu haben, das sich mit allen Fällen befasst, so dass der richtige Kliniker den richtigen Fall zur richtigen Zeit behandelt.* (Krankenhaus B, Fall 2, Personalleiter 2)

Die Personalverantwortlichen waren auch besorgt über die fehlende Verbindung zwischen den traditionellen arbeitsmedizinischen Klinikern und den Kunden:

*"Eine gemeinsame Sorge, die wir von den Mitarbeitern hören, ist, dass sie keine laufende Betreuung haben. Nachdem sie die Krankenschwester oder den Arzt gesehen und sich arbeitsfähig erklärt haben, sind sie auf sich allein gestellt, um sich am Arbeitsplatz zurechtzufinden. Physiotherapeuten spielen eine wichtige Rolle bei der Bereitstellung dieser kontinuierlichen Unterstützung, die für die Klienten notwendig ist, um den erfolgreichen Übergang zurück an den Arbeitsplatz zu schaffen. Ich denke, wenn wir keinen Physiotherapeuten im Haus hätten, würden viele unserer Mitarbeiter wieder krankheitsbedingt ausfallen".* (Krankenhaus A, Fall 1, Personalleiter 1)

*"Für einige Mitarbeiter werden sie mit einer begrenzten Planung entlassen. Einen Physiotherapeuten zu haben, könnte helfen, das Personal bei Bedarf zu unterstützen. Ich glaube nicht, dass Krankenschwestern und Ärzte umfangreiche Nachsorgetermine für die laufende Unterstützung haben. Aber ich glaube, dass eine kontinuierliche Unterstützung entscheidend dafür ist, dass die arbeitsmedizinische Beratung wirksam ist, insbesondere für unsere älteren Mitarbeiter".* (Krankenhaus B, Fall 2, Personalleiter 2)

## Thema 4: Fachwissen und evidenzbasiert

Die vier Unterthemen unter diesem Thema sind (1) fortgeschrittenes Wissen und klinische Argumentation; (2) Expertenmeinung; (3) evidenzbasierte Praxis; und (4) Bereitstellung einer zusätzlichen Perspektive.

# Fortgeschrittene Kenntnisse und klinische Argumentation

Es bestand die Erwartung, dass arbeitsmedizinische Physiotherapeuten ein hohes Maß an Wissen und klinischer Argumentation in komplexen Fällen vermitteln würden:

> *"Arbeitsmedizinische Physiotherapeuten bieten qualitativ hochwertige und systematische Beurteilungen und Interventionen an. Wir fordern sie zur Problemlösung komplexer Fälle auf, insbesondere wenn wir manchmal selbst keine Entscheidung treffen können.* (Krankenhaus A, Fall 1, Arbeitsmediziner)

> *"Wir erwarten vom arbeitsmedizinischen Physiotherapeuten nicht, dass er eine generalistische Rolle übernimmt. Wir haben einen arbeitsmedizinischen Physiotherapeuten in der Abteilung, weil sie über sehr spezifische Kenntnisse verfügen, so dass man sich dieses Wissen zunutze machen kann, um eine bessere Vorstellung davon zu bekommen, wie verletzt der Mitarbeiter wirklich ist.* (Krankenhaus A, Fall 1, arbeitsmedizinische Krankenschwester 5)

> *"Ich habe schon früher mit Physiotherapeuten gearbeitet ... es ist wichtig, sie in der Abteilung zu haben, weil sie sich so gut mit verschiedenen Arten von Verletzungen auskennen, die fast immer in die Entscheidungen, die wir treffen, einfließen können. Sie neigen dazu, einen sehr durchdachten Ansatz bezüglich der Genesungszeiten zu haben, was bei den Fällen, die wir sehen, definitiv hilfreich ist.* (Krankenhaus B, Fall 2, arbeitsmedizinische Krankenschwester 1)

# Expertenmeinung

Die Teilnehmer erwarteten, dass arbeitsmedizinische Physiotherapeuten im Vergleich zu anderen arbeitsmedizinischen Klinikern und ambulanten Physiotherapeuten mehr Fachinformationen liefern:

*"Manchmal sind wir als Krankenschwester nicht in der Lage, den vom Arbeitgeber gewünschten Detaillierungsgrad zu liefern. Wir tendieren dazu, nur allgemeine Ratschläge zu geben, wie z.B. bei Rückenschmerzen sagen wir, dass man aktiv bleiben und keine schweren manuellen Handgriffe ausführen soll, dann sagt der Arbeitgeber, dass der Mitarbeiter dies bereits tut, und er möchte eine spezifischere Beratung. Ich denke, es besteht ein Bedarf an Physiotherapeuten in den arbeitsmedizinischen Abteilungen, die besser in der Lage sind, mit dieser Art von Fällen umzugehen".* (Krankenhaus B, Fall 2, arbeitsmedizinische Krankenschwester 1)*

*"Sie sind in der Lage, die Wirksamkeit von Interventionen so detailliert zu bewerten, dass sie am besten in der Lage sind, ein genaues Bild und eine genaue Meinung darüber zu vermitteln, wie arbeitsbedingte Verletzungen reduziert werden können.* (Krankenhaus A, Fall 1, arbeitsmedizinische Krankenschwester 7)*

## Evidenzbasierte Praxis

Die Teilnehmer erwarteten, dass arbeitsmedizinische Physiotherapeuten ein größeres Potenzial zur Umsetzung evidenzbasierter Praxis haben. Sie waren der Meinung, dass Physiotherapeuten im Allgemeinen besser in der Lage sind, evidenzbasierte Protokolle zu verfeinern und umzusetzen als traditionelle Mitglieder des arbeitsmedizinischen Teams:

*"Wir haben mehrere Richtlinien, wie z.B. die für berufsbedingtes Asthma und so weiter, von denen viele leicht zugänglich sind und auf NHS-Websites veröffentlicht werden, aber viele von uns haben Hindernisse bei der Umsetzung errichtet. Ich glaube, dass Physiotherapeuten die Informationen oft besser vereinfachen können, und der allgemeine Konsens ist, dass sie dazu neigen, sie häufiger zu verwenden.* (Krankenhaus A, Fall 1, Arbeitsmediziner)*

*"Der Physiotherapeut neigt dazu, den Protokollen zu folgen, so dass ihm nichts entgeht. Ich vermute, sie sind daran interessiert, dass jeder nach einem Standard behandelt wird.* (Krankenhaus A, Fall 1, arbeitsmedizinische Krankenschwester 6)

Arbeitsmediziner betrachteten ihre Arbeitsbelastung als zu hoch und unvorhersehbar, um die Richtlinien strikt zu befolgen. Sie waren der Meinung, dass Physiotherapeuten mehr Zeit hätten, um eine dedizierte Behandlung nach Interventionsprotokollen anzubieten:

*"Häufig ziehen es die Klienten vor, die Physiotherapie zu sehen, weil sie wissen, was sie in Woche 1 der Verletzung und dann in Woche 2 und einige Wochen später sagen und tun müssen. Wenn ich denselben Klienten sehe, erhalten sie nicht dieselbe Art von Ratschlägen. Es gibt wahrscheinlich Krankenhausprotokolle für bestimmte Arten von Verletzungen, aber wir Ärzte tendieren dazu, denselben Rat zu geben ... wir sind in unseren Ratschlägen wahrscheinlich nicht so konsequent wie Physiotherapeuten"*. (Krankenhaus B, Fall 2, Arbeitsmediziner)

*"Die meiste Zeit würde ich denken, dass dies Ihr Problem ist, meine Empfehlungen schreiben und das war's. Ich weiß, dass ich wahrscheinlich mehr Ratschläge geben könnte, vor allem im Hinblick auf akute Verletzungen, weil wir nicht wollen, dass sie zu chronischen Problemen werden und die Person in Langzeitkrankenurlaub geht. Ich denke, ein Physiotherapeut könnte so viel mehr tun. Sie kann den Klienten sehen und ihm eine detailliertere und spezifischere Beratung anbieten als ich, und hoffentlich würde es dem Klienten schneller besser gehen"*. (Krankenhaus B, Fall 2, arbeitsmedizinische Krankenschwester 7)

Die Förderung der evidenzbasierten Praxis wurde als vorrangig für arbeitsmedizinische Physiotherapeuten angesehen, um den Wert ihrer Rolle zu demonstrieren:

*"Wir müssen kontinuierlich zeigen, dass wir mit einem evidenzbasierten Rahmen arbeiten, dass wir unsere Fähigkeiten aktiv weiterentwickeln und dass wir für diese Abteilung relevant sind. Ich glaube auch, dass evidenzbasierte Praxis auch für unsere Kunden wichtig ist ... sie können sicher sein, dass sie das aktuellste und sicherste Wissen erhalten, das zu diesem Zeitpunkt verfügbar ist.*
(Krankenhaus A, Fall 1, Physiotherapeut für Arbeitsmedizin)

Arbeitsmedizinische Kliniker sahen in den arbeitsmedizinischen Physiotherapeuten nicht nur eine Verbesserung der Qualität der Versorgung der Klienten, sondern auch einen evidenzbasierten Einfluss auf die Organisation:

*"Der Physiotherapeut kümmert sich nicht nur um die Betreuung unserer Kunden, sondern befasst sich auch mit den Fragen der Organisation. Ich halte es für sehr wichtig, dass sie sich auf dieser Ebene engagieren, weil sie all dieses Wissen über Anatomie und Physiologie haben und sie begründen können, warum wir sagen, was wir sagen ... wenn das Sinn macht.* (Krankenhaus A, Fall 1, arbeitsmedizinische Krankenschwester 1)

*"Ich nehme an, dass Physiotherapeuten mehr als wir in die Bewertung einbezogen würden, weil sie Dinge wie menschliche Bewegung verstehen. Wir würden den Klienten wahrscheinlich nur eine Broschüre geben, während der Physiotherapeut wahrscheinlich weiß, was die neuesten Informationen sind und wie er sie in organisatorische Anforderungen umsetzen kann. Wir bringen den Ball sozusagen ins Rollen ... sie sind diejenigen mit all den ausgefallenen Interventionen".* (Krankenhaus B, Fall 2, arbeitsmedizinische Krankenschwester 2)

# Bereitstellung einer zusätzlichen Perspektive

Die Teilnehmer erwarteten, dass arbeitsmedizinische Physiotherapeuten in bestimmten arbeitsmedizinischen Fällen eine zusätzliche Perspektive bieten würden:

> *"Es ist besser, Physiotherapeuten einzusetzen, weil sie mehr Fachwissen bieten können, was ich als Kompliment für den Rat des Arztes empfinde".* (Krankenhaus A, Fall 1, Kunde 4)

> *"Ich denke, je mehr Spezialisten im Team sind, die das Personal bei allen möglichen Erkrankungen unterstützen, desto besser. Dies wird sicherstellen, dass das Personal besser versorgt wird, daher denke ich, dass Physiotherapeuten dazu beitragen können, die Versorgung für uns zu verbessern.* (Krankenhaus B, Fall 2, Kunde 1)

> *"Ich denke, es hilft immer, wenn ein anderes Augenpaar dasselbe Problem betrachtet und andere Fähigkeiten anbietet.* (Krankenhaus B, Fall 2, Kunde 4)

Die Unterkategorie, eine zusätzliche Perspektive zu bieten, wurde auch als Vorteil angesehen, wenn arbeitsmedizinische Physiotherapeuten in Zusammenarbeit mit traditionellen arbeitsmedizinischen Klinikern arbeiten:

> *"Physiotherapeuten müssten sich direkt mit den Ärzten und Krankenschwestern in Verbindung setzen, wenn sie eine andere Meinung äußern wollen, damit alle Meinungsverschiedenheiten gelöst werden können und das Personal die beste Versorgung erhält.* (Krankenhaus A, Fall 1, Kunde 3)

> *"Ich habe keinen Zweifel daran, dass Physiotherapeuten über einzigartige Fähigkeiten verfügen. Wenn sie in der Nähe sind, wird der arbeitsmedizinische Dienst vollständiger, weil sie mehr Input zu den Fällen liefern können, woran*

*die Ärzte vielleicht nicht gedacht haben.* (Krankenhaus A, Fall 1, Kunde 4)

## Thema 5: Rollenidentität

Die drei Unterthemen unter diesem Thema sind (1) Umgang mit Rollenkonflikten; (2) persönliche Eigenschaften und Merkmale; und (3) Rollenersatz:

## Umgang mit Rollenkonflikten

Eine Reihe von Arbeitsmedizinern sahen die Weiterentwicklung der Rolle der Physiotherapie in den arbeitsmedizinischen Abteilungen als eine potenzielle Bedrohung an. Sowohl Betriebsärzte als auch Krankenschwestern und -pfleger waren besorgt, dass eine fortschreitende Rolle der Physiotherapie es ihnen erschweren könnte, ihre eigene Position zu rechtfertigen:

> *"Heutzutage scheint es keine Struktur darüber zu geben, wer was tut ... unsere Rollen scheinen ständig zu verschwimmen, zuerst mit den von Krankenschwestern geleiteten Diensten und jetzt mit der Aufnahme von Physiotherapeuten. Es ist sehr schwer zu sagen, dass ich ein Berater bin und dies tue, weil die Physiotherapeuten und die Krankenschwestern es auch tun.*
> (Krankenhaus B, Fall 2, Arbeitsmediziner)

> *"Ich denke, wenn Ärzte ihren Beitrag leisten, Krankenschwestern ihren Beitrag leisten und ebenso Physiotherapeuten ihren Beitrag leisten, und wir alle eng zusammenarbeiten, dann funktioniert es wirklich gut. Ich denke, es ist nur dann ein Problem, wenn einige Berufe versuchen, über das hinauszugehen, wofür sie ausgebildet sind.* (Krankenhaus B, Fall 2, arbeitsmedizinische Krankenschwester 1)

> *"Ich denke, wenn wir in dieser Abteilung Physiotherapeuten bekommen, die versuchen, ihre Rolle zu forcieren, wird dies nicht unbedingt zu besseren*

*Dienstleistungen für das Personal führen. Wir müssen vorsichtig sein, welche Struktur wir wollen, denn wir wollen nicht, dass es zu viele Menschen gibt, die ihren Beruf aus ihren eigenen Gründen vorantreiben. Das kann für die Abteilung nur nachteilig sein".* (Krankenhaus B, Fall 2, arbeitsmedizinische Krankenschwester 3)

Die Komplexität des Rollenkonflikts wird durch den potenziellen Konflikt zwischen Physiotherapie und den traditionellen Mitgliedern des arbeitsmedizinischen Teams noch verschärft. Ein Arbeitsmediziner war der Ansicht, dass arbeitsmedizinische Physiotherapeuten den Dienst nur seitlich verschieben würden, ohne die wirklichen Probleme des Dienstes tatsächlich anzugehen:

*"Obwohl ich einen gesunden Wettbewerb unter Gleichgesinnten befürworte, sehe ich allmählich eine Seitwärtsverschiebung dessen, was wir als traditionelle arbeitsmedizinische Abteilung kennen. Arbeitsgesundheitsabteilungen neigen dazu, so wenige Berater einzustellen, dass die Abteilung, um ihr hohes Arbeitspensum zu bewältigen, gerne Physiotherapeuten einstellt, die einen Teil der Arbeit erledigen.* (Krankenhaus B, Fall 2, Arbeitsmediziner)

Ein anderer Arbeitsmediziner war der Ansicht, dass bereits arbeitsmedizinische Abteilungen eingerichtet wurden, in denen sich die Kernleistungen um die spezialisierten Ärzte und Krankenschwestern drehen:

*"Alle unsere Kliniker hier sind dafür ausgebildet, das zu tun, was nötig ist. Wir hatten noch nie einen Physiotherapeuten in unserer Abteilung, aber ich schätze, wir können sehr beschäftigt sein und zusätzliche Hilfe bekommen, so wie ein Physiotherapeut helfen könnte.* (Krankenhaus B, Fall 2, arbeitsmedizinische Krankenschwester 1)

Der potenzielle Rollenkonflikt der arbeitsmedizinischen Physiotherapie mit den traditionellen arbeitsmedizinischen Klinikern schien jedoch von deren

Überzeugung auszugehen, dass sie beruflich am besten mit einigen der Bedingungen umgehen können, die sich dem Dienst stellen:

*"Die Akzeptanz eines arbeitsmedizinischen Physiotherapeuten zur Behandlung beispielsweise einer Verletzung der Schulter-Rotatorenmanschette oder eines Bandscheibenvorfalls ist im Allgemeinen besser, da wir auf diesem Gebiet über umfassende Kenntnisse verfügen. Meiner Erfahrung nach ziehen es Mitarbeiter, die mit dieser Art von Beschwerden in die Abteilung kommen, vor, vom Physiotherapeuten gesehen zu werden. Das Feedback, das wir von den Führungskräften in der Organisation erhalten, zeigt uns, dass sie unsere Empfehlungen eher akzeptieren, und selbst die Krankenschwestern und Berater neigen dazu, diese Fälle an uns zu überweisen und auf unsere Meinung zu warten. Ich denke also, dies rechtfertigt wahrscheinlich die wichtige Rolle, die wir spielen, und dass wir das Richtige tun".* (Krankenhaus A, Fall 1, Physiotherapeut für Arbeitsmedizin)

## Persönliche Eigenschaften und Merkmale

Es gab bestimmte berufliche und persönliche Eigenschaften, die Arbeitsmediziner von einem arbeitsmedizinischen Physiotherapeuten erwarten. Diese Qualitäten waren sogar Teil des Rekrutierungsprozesses:

*"Als wir für die Stelle rekrutierten, suchten wir nach jemandem, der einfach keinen Master-Abschluss im Lebenslauf hat, aber wir suchten auch nach jemandem, der ins Team passt. Es ist zwar wichtig, jemanden mit einer Reihe von Fähigkeiten zu finden, aber ich denke, es ist auch notwendig, jemanden zu finden, der die Eigenschaften hat, den Anforderungen der Stelle gerecht zu werden und in der Lage ist, mit schwierigen Managern umzugehen.* (Krankenhaus A, Fall 1, arbeitsmedizinische Krankenschwester 5)

Arbeitsmedizinische Kliniker erwarteten von einem arbeitsmedizinischen Physiotherapeuten, dass er in der Lage ist, medizinische Meinungen und die des überweisenden Managers anzufechten, insbesondere wenn diese im Widerspruch zu ihren eigenen beruflichen Empfehlungen standen:

*"Ich denke, es wäre gut, Physiotherapeuten zu haben, denn sie wären sicherlich in der Lage, die Ärzte und Manager herauszufordern und ihnen zu sagen, wenn sie sich irren. Physiotherapeuten haben starke Persönlichkeiten, die man braucht, wenn man in einem arbeitsmedizinischen Team arbeitet.* (Krankenhaus B, Fall 2, arbeitsmedizinische Krankenschwester 2)

Zwar war es wichtig, einen arbeitsmedizinischen Physiotherapeuten mit starken klinischen Fähigkeiten zu haben, doch gab es unter den Arbeitsmedizinern die Überzeugung, dass Positivität und persönliche Stärke erforderlich seien, um ihre klinischen Entscheidungen zu verteidigen:

*"Es ist mehr als nur eine Person mit den richtigen Fähigkeiten zu haben, obwohl das sehr wichtig ist, denn am Ende des Tages kommt es darauf an, in diesem Arbeitsumfeld positiv und stark bleiben zu können, wie wenn man weiß, dass man Recht hat, aber alle ständig versuchen, einem zu sagen, dass man seine Meinungen und Berichte ändern soll. Das kann einen zermürben, vor allem, wenn man nicht daran gewöhnt ist. Ich denke, Physiotherapeuten müssen das verstehen, wenn sie in der Arbeitsmedizin arbeiten wollen, es geht nicht nur darum, Klienten in einer Klinik zu behandeln".* (Krankenhaus B, Fall 2, arbeitsmedizinische Krankenschwester 3)

## Rollenvertretung

Die Klientinnen und Klienten waren der Meinung, dass arbeitsmedizinische Physiotherapeutinnen und Physiotherapeuten manchmal die Rolle der traditionellen Arbeitsmedizinerinnen und Arbeitsmediziner ersetzen sollten, da sie anerkannten, dass sie über ähnliche Fähigkeiten und Kenntnisse wie Arbeitsmedizinerinnen und Arbeitsmediziner und Krankenschwestern verfügten:

*"Ich hatte Probleme mit meiner Hüfte, ich brauchte nicht zum Arzt zu gehen, weil der Physiotherapeut mich beurteilt und dann meinem Vorgesetzten gesagt*

*hat, ich könne wieder zur Arbeit kommen und was ich vermeiden sollte. Also brauchte ich den Arzt wirklich nicht aufzusuchen.* (Krankenhaus A, Fall 1, Kunde 2)

*"Ich sehe keinen Grund, warum ein Physiotherapeut die Mitarbeiter nicht beruhigen und ihnen sagen kann, wie sie mit ihren Verletzungen umgehen sollen. Wir brauchen nicht auf die Krankenschwester oder den Arzt zu warten.* (Krankenhaus B, Fall 2, Kunde 1)

Ein Klient bemerkte, dass ein arbeitsmedizinischer Physiotherapeut die Rolle des traditionellen arbeitsmedizinischen Klinikers ersetzen könnte, weil

*"... Sie wurden früher gesehen, und das half mir, weniger ängstlich zu sein, als auf einen Arzttermin zu warten.* (Krankenhaus A, Fall 1, Kunde 3)

während ein anderer Klient expliziter darlegte, warum ein arbeitsmedizinischer Physiotherapeut die traditionellen arbeitsmedizinischen Kliniker ersetzen könnte:

*"Der Physiotherapeut berät uns über Handgelenks- und Rückenstützen, was unsere Genesung ein wenig besser macht. Das bekommen wir nicht von den Krankenschwestern, sondern nur einen einfachen Rat".* (Krankenhaus A, Fall 1, Kunde 4)

Das Thema der Rollenvertretung in der arbeitsmedizinischen Physiotherapie ging über die traditionellen arbeitsmedizinischen Kliniker hinaus und wurde am besten von einem Klienten beschrieben, der der Meinung war, dass arbeitsmedizinische Physiotherapeuten sogar als Personalberater fungieren könnten:

*"Als ich ein Rückenleiden und Ischias hatte, hat mir der Physiotherapeut sehr geholfen. Ich war so emotional wegen meiner akuten Schmerzen und wie ich jemals wieder zur Arbeit zurückkommen würde. Ich kam mit der Situation nicht zurecht, und eine der Krankenschwestern sagte mir, ich solle zur Beraterin gehen, aber nach einigen Sitzungen spürte ich keinen Nutzen. Ich fühlte mich so*

*angespannt, aber die Physiotherapeutin sprach mit mir über meinen Zustand*
*und darüber, was ich in Bezug auf die Genesung erwarten konnte, wodurch ich*
*mich weniger gestresst fühlte und mich entspannen konnte.* (Krankenhaus A,
Fall 1, Kunde 5)

# Teil III. Vorstellungen der Betroffenen über die Beiträge der arbeitsmedizinischen Physiotherapie zu den arbeitsmedizinischen Diensten

## Thema 6: Spezifische berufliche Rehabilitation

Die vier Unterthemen unter diesem Thema sind (1) Evaluierung der funktionalen
Kapazität; (2) Analyse der Arbeitsnachfrage; (3) arbeitsspezifische Rehabilitation;
und (4) Unterstützung bei Arbeitsunfällen.

## Bewertungen der funktionalen Kapazität

Die Teilnehmer waren der Meinung, dass der Beitrag der arbeitsmedizinischen
Physiotherapeuten über die anfängliche Beurteilung und Behandlung hinausgeht,
sondern auch spezifische funktionelle Bewertungen umfasst:

*"Manchmal brauchen wir Informationen über die Arbeitstauglichkeit eines*
*Kunden, noch bevor er seine Arbeit aufnimmt. Hier spielen Physiotherapeuten*
*eine große Rolle ... sie können vor der Arbeit funktionelle Beurteilungen*
*durchführen und uns einen detaillierten Bericht über die Fähigkeiten des*
*Klienten geben. Dies ist sehr nützlich, um uns bei unseren Entscheidungen zu*
*unterstützen".* (Krankenhaus A, Fall 1, Arbeitsmediziner)

Es herrschte auch ein Gefühl des Respekts für den Beitrag und die Fähigkeit der
arbeitsmedizinischen Physiotherapeuten, funktionelle Kapazitätsbewertungen
durchzuführen:

*"Physiotherapeuten sind viel besser als Ärzte in der Lage, die körperlichen Fähigkeiten der Klienten mit den funktionellen Anforderungen der Arbeit zu vergleichen. Solange sie kein besonderes Interesse an Funktionstests haben, werden sie sich wohl kaum bemühen, dies zu beurteilen. Idealerweise würde ich es vorziehen, dass der Physiotherapeut sie durchführt, das ist nur meine Meinung".* (Krankenhaus B, Fall 2, arbeitsmedizinische Krankenschwester 4)

Es wurde festgestellt, dass arbeitsmedizinische Physiotherapeuten in der Lage sind, geeignete Hilfsmittel zu entwickeln und auszuwählen, die zu spezifischen Funktionstests beitragen:

*"Physios haben diese Fähigkeit, eine breite Palette von funktionellen Batterietests auf der Grundlage gezielter Arbeitsplätze auszuwählen, und sie können auch Werkzeuge entwickeln, die speziell auf berufliche Aufgaben zugeschnitten sind.* (Krankenhaus A, Fall 1, Arbeitsmediziner)

## Analyse der Arbeitsnachfrage

Die Teilnehmer behaupteten auch, dass arbeitsmedizinische Physiotherapeuten die Analyse der Arbeitsnachfrage unterstützten:

*"Der Physiotherapeut in unserer Abteilung bewertet auch die Anforderungen der Arbeit und der Aufgaben ... das ist wichtig, weil es insgesamt dazu beiträgt, das Wohlbefinden und die Fitness der Klienten zu fördern".* (Krankenhaus A, Fall 1, arbeitsmedizinische Krankenschwester 7)

*"Physios sind wertvoll für die Identifizierung und Quantifizierung von Risikofaktoren, die mit einer bestimmten Arbeit verbunden sind.* (Krankenhaus B, Fall 2, arbeitsmedizinische Krankenschwester 2)

Auch arbeitsmedizinische Physiotherapeuten trugen nach Ansicht von zwei Teilnehmern zu arbeitsbedingten Veränderungen bei verletzten Kunden bei:

*"Im Anschluss an ihre Beurteilungen sind sie auch in der Lage, spezifische arbeitsplatzbezogene Anpassungsstrategien zu entwickeln, was nützlich ist, wenn der Kunde an seinen Arbeitsplatz zurückkehren muss.* (Krankenhaus A, Fall 1, Arbeitsmediziner)

*"Der Physiotherapeut arbeitet gut mit den Ingenieuren und Wartungstechnikern zusammen, um bei der Empfehlung und Änderung von Geräten zu helfen, was einen großen Einfluss auf die Ergebnisse der Arbeitsleistung hat.* (Krankenhaus A, Fall 1, arbeitsmedizinische Krankenschwester 3)

und für die allgemeine Belegschaft, wie von einem anderen Teilnehmer kommentiert:

*"... sie spielen eine wichtige Rolle bei der Ermittlung des anthropometrischen und kraftbezogenen Bedarfs der Arbeitskräfte, was bei der Analyse des Arbeitsplatzes und der Durchführung von arbeitsplatzbezogenen Änderungen von Nutzen ist.* (Krankenhaus A, Fall 1, arbeitsmedizinische Krankenschwester 3)

## Arbeitsspezifische Rehabilitation

Einer der einzigartigsten Beiträge, den die Teilnehmer den arbeitsmedizinischen Physiotherapeuten zuschrieben, war, dass sie in ihrem Rehabilitationsansatz einen arbeitsspezifischen Schwerpunkt hatten:

*"Die Arbeitsphysiotherapeuten konzentrieren sich auf die Entwicklung von Konditionierungsprogrammen, zusätzlich zu ihren therapeutischen Übungen, was ein riesiger Bereich für die Dienstleistung ist. Diese spezielle Art der Praxis bietet den Klienten die Ausdauer, die sie für ihre Arbeit benötigen.* (Krankenhaus A, Fall 1, arbeitsmedizinische Krankenschwester 5)

*"... manchmal können Physiotherapeuten, die in arbeitsmedizinischen Abteilungen tätig sind, so gesehen werden, als würden sie nur muskuloskelettale*

*Beurteilungen durchführen, doch ihre Arbeitsbelastung ist nicht nur muskuloskelettal, sie müssen die Arbeitsaufgaben einer Person kennen und ein spezifisches Rehabilitationsprogramm entwickeln, das ihnen hilft, an ihrem Arbeitsplatz zu bleiben. Sie müssen zusammen mit dem multidisziplinären Team ein geeignetes Programm zur Arbeitskonditionierung einleiten. Es ist also leicht zu erkennen, dass ihre Rolle mehr ist als nur die Stärkung der Muskeln und die Lockerung der Gelenke".* (Krankenhaus A, Fall 1, arbeitsmedizinische Krankenschwester 3)

*"Ich denke, es ist besser, einen Physiotherapeuten zu bekommen, der eine Arbeitsrehabilitation durchführen kann, was vielleicht besser ist als ein Physiotherapeut, der nur Muskel- und Skelettarbeit leisten kann.* (Krankenhaus B, Fall 2, arbeitsmedizinische Krankenschwester 3)

Der Beitrag der arbeitsmedizinischen Physiotherapeuten zur arbeitsspezifischen Rehabilitation wurde so wahrgenommen, dass sie den Anforderungen der arbeitsmedizinischen Abteilung gerecht werden und nicht isoliert arbeiten:

*"Wenn Physiotherapeuten in der Arbeitsmedizin arbeiten wollen, sollten sie in der Lage sein, mehr als nur Beurteilungen durchzuführen und Programme zur Reduzierung von Verletzungen und Sicherheit in ihre Arbeit zu integrieren. Sie müssen nachweisen können, dass sie in der Lage sind, im Team zu arbeiten und vielseitig zu sein, und sollten nicht isoliert für sich allein arbeiten ...".* (Krankenhaus B, Fall 2, arbeitsmedizinische Krankenschwester 2)

Die meisten Klientinnen und Klienten waren der Meinung, dass arbeitsmedizinische Physiotherapeutinnen und Physiotherapeuten für die Bereitstellung eines spezialisierten Übungsprogramms, das sich auf funktionelle Aspekte ihrer Rehabilitation konzentriert, im Gegensatz zu allgemeinen Übungen, die von einer ambulanten Physiotherapeutin oder einem ambulanten Physiotherapeuten verschrieben werden, relevant sind:

*"Ich war schon einmal in der ambulanten Physiotherapie und habe mir Übungen beibringen lassen, aber die arbeitsmedizinische Physiotherapie hilft Ihnen bei der Rückkehr zur Arbeit, indem sie alle Ihre Körperfunktionen wieder so gut wie möglich in Gang bringt. Der Physiotherapeut gibt Ihnen spezifische Übungen und Aktivitäten an die Hand, die Sie sogar während der Arbeit ausführen können, damit Sie am Ende keine weiteren Probleme bekommen.* (Krankenhaus A, Fall 1, Kunde 5)

*"Der Physiotherapeut in der Arbeitsmedizin gibt Ihnen spezifische Übungen und Managementpläne, nicht die allgemeinen, die wir normalerweise bekommen und die über das Internet, und das hilft bei der Stärkung der Muskeln.* (Krankenhaus A, Fall 1, Kunde 3)

Ein anderer Klient war der Meinung, dass die von arbeitsmedizinischen Physiotherapeuten verschriebenen funktionellen Übungen zur Erholung von den Symptomen beitrugen:

*"Der Physiotherapeut gibt Ihnen all diese netten Übungen, von denen ich einige noch nicht einmal in meinem Yoga-Unterricht gemacht oder gesehen habe, die mir helfen, meine schmerzenden Muskeln und Gelenke zu lindern, und man sagt Ihnen sogar, dass Sie mit den Übungen fortfahren sollen, damit der Schmerz nicht wiederkehrt, besonders die Dehnungen, die ich sehr hilfreich finde.* (Krankenhaus A, Fall 1, Kunde 4)

Die Erkenntnis, dass arbeitsmedizinische Physiotherapeuten einen Einfluss auf funktionelle Übungsprogramme haben, wurde von einem Klienten erklärt, obwohl er berichtete, dass er keine klare Vorstellung von der Rolle der Physiotherapeuten habe:

*"Ich habe nicht wirklich viel Wissen darüber, was ein Physiotherapeut tut, aber ich glaube, im Bereich der Arbeitsmedizin würde der Physiotherapeut Ihnen spezifische Übungen für eine bestimmte Verletzung geben, die Sie für*

*Ihre Arbeit aufbauen können, und allgemeine Übungen, die Sie zu Hause machen können.* (Krankenhaus B, Fall 2, Kunde 4)

## Unterstützung bei Verletzungen bei der Arbeit

Die Klientinnen und Klienten hatten den Eindruck, dass arbeitsmedizinische Physiotherapeutinnen und Physiotherapeuten bei der Betreuung von Verletzungen bei der Arbeit unterstützten:

*"Ich denke, ein wichtiger Beitrag der Arbeitsphysiotherapeuten ist die Hilfe, die sie Ihnen bei der Versorgung von Arbeitsunfällen leisten. Manchmal habe ich das Gefühl, dass die Manager einfach in Panik geraten, wenn ein Mitarbeiter verletzt wird, und normalerweise wissen sie nicht, was sie tun sollen. Deshalb finde ich es schön, wenn man einen erfahrenen Physiotherapeuten vor Ort hat, der sich um diese Art von Verletzungen bei der Arbeit kümmert.* (Krankenhaus A, Fall 1, Kunde 1)*

*"Physiotherapeuten in der Arbeitsmedizin können das Personal nach einem Arbeitsunfall sehen, weil sie dann eine bessere Vorstellung von der Verletzung haben.* (Krankenhaus B, Fall 2, Kunde 3)*

Einige Klienten nannten konkrete Beispiele, wo arbeitsmedizinische Physiotherapeuten sie bei bestimmten Verletzungen unterstützen könnten:

*"Der Physiotherapeut kann gebrochene Knochen behandeln oder helfen, wenn Ihre Schulter aus der Position springt. Dies ist ein Bereich, in dem Physiotherapeuten wissen, was sie tun.* (Krankenhaus A, Fall 1, Kunde 2)*

*"Für jemanden, der gestürzt ist und sich keine Knochen gebrochen hat, kann eine direkte Physiotherapie helfen.* (Krankenhaus A, Fall 1, Kunde 1)*

*"Sie können dem Personal helfen, sich von Muskel- und Sehnenkater zu erholen, und ich denke, sie können auch bei Zerrungen und Behinderungen*

*helfen, so dass der Mitarbeiter die Gewissheit hat, dass bei Verletzungen jemand da ist, der ihn unterstützt.* (Krankenhaus B, Fall 2, Kunde 3)

## Thema 7: Gesundheitsförderung und Ausbildung

Die drei Unterthemen unter diesem Thema sind (1) Verbesserung der Gesundheit des Personals; (2) Jobcoaching; und (3) Entwicklung von Arbeitsplatzbeschreibungen:

## Verbesserung der Gesundheit des Personals

Die Teilnehmer sahen die Rolle der arbeitsmedizinischen Physiotherapeuten als Fachleute an, die ihre Gesundheit verbessern und ihnen helfen können, sich schneller zu erholen, damit sie ihre Arbeitsaufgaben effektiv erfüllen können:

> *"Ich bin froh, dass es in unserem Krankenhaus eine Physiotherapeutin gibt, denn sie konnte mir helfen, mich viel schneller von meinen Gesundheitsproblemen zu erholen, und auch die von ihr empfohlenen Arbeitsplatzanpassungen halfen mir, meine Arbeit besser zu erledigen".*
> (Krankenhaus A, Fall 1, Kunde 3)

Die arbeitsmedizinischen Physiotherapeuten wurden auch als Vermittler angesehen, die dafür sorgten, dass sich die Klienten schneller erholten:

> *"Als ich dem Physiotherapeuten von meinem Zustand erzählte, erhielt ich sofort einen Termin, was ich als so erfrischend empfand, weil ich nicht durch so viele verschiedene Kanäle gehen musste. Sie setzte sich auch mit meinem Hausarzt in Verbindung, damit meine Untersuchungen beschleunigt werden konnten.*
> (Krankenhaus A, Fall 1, Kunde 4)

> *"Ich habe gerade die Physiotherapeutin angerufen, und man hat mir telefonisch den Rat gegeben, die Schwellung in meinem Bein zu reduzieren, und ich wurde dann im Eilverfahren in die Notaufnahme gebracht, und all dies hat definitiv*

*dazu beigetragen, meine Genesung zu beschleunigen.* (Krankenhaus A, Fall 1, Kunde 2)

*"Wenn uns ein Physiotherapeut eine richtige Diagnose stellen kann, wäre unsere Gesundheit viel besser, und dann können wir eine angemessene Nachsorge erhalten, um zu sehen, wie es uns geht.* (Krankenhaus B, Fall 2, Kunde 1)

*"Ehrlich gesagt, je eher Ihnen jemand hilft, desto eher können Sie wieder an Ihren Arbeitsplatz zurückkehren, und wenn das bedeutet, einen Physiotherapeuten an Bord zu holen, dann bin ich dafür.* (Krankenhaus B, Fall 2, Kunde 4)

Die Teilnehmerinnen und Teilnehmer sahen die Rolle der arbeitsmedizinischen Physiotherapeutinnen und Physiotherapeuten nicht nur in der Beratung, sondern auch in der Eskalation ihrer Probleme zurück an ihren Vorgesetzten. Arbeitsgesundheitsphysiotherapeuten wurden als Verbindung zwischen Kunden und ihren Managern zur Verbesserung der Gesundheit des Personals gesehen:

*"Die Physiotherapeutin berät nicht nur bei der Rehabilitation, sondern sie sagt den Managern auch, was getan werden sollte, um die Umgebung, in der wir arbeiten, sicher zu machen. Die Physiotherapeutin versteht, wie die Dinge an diesem Ort funktionieren, und kann mit schwierigen Führungskräften umgehen. Das hat mir Vertrauen in meine Sichtweise der Physiotherapie eingeflößt".* (Krankenhaus A, Fall 1, Kunde 4)

*"Ein Physiotherapeut ist jemand, der auf Verletzungen spezialisiert ist, aber auch Kenntnisse darüber hat, wie das Personal arbeiten sollte und welche Arbeiten wir ausführen und welche nicht. Wenn der Einsatz von Physiotherapeuten bedeutet, dass diese Informationen an die Führungskräfte*

*gehen, dann habe ich das Gefühl, dass mehr Personal am Werk sein wird.*
(Krankenhaus B, Fall 2, Kunde 4)

Ein weiterer tragfähiger Beitrag der arbeitsmedizinischen Physiotherapeuten war die Unterstützung von Veranstaltungen zur Gesundheitsförderung des Personals:

*"Bei der Gesundheitsförderungsveranstaltung für unsere Mitarbeiter leistete der Physiotherapeut durch die Organisation vieler Aktivitäten und Gesundheitsgespräche einen immensen Beitrag zu der Veranstaltung. Ich kann hier eine klare Rolle für sie sehen".* (Krankenhaus A, Fall 1, Personalleiter 2)

## Job-Coaching

Ein Personalverantwortlicher war der Ansicht, dass arbeitsmedizinische Physiotherapeuten die Mitarbeiter bei der Ausführung oder Anpassung der Aufgaben ihrer Arbeit schulten:

*"Der Physiotherapeut bietet unseren Mitarbeitern ein On-the-Job-Coaching an, das ihnen hilft, neue Techniken zu erlernen, um die Arbeit zu erledigen oder die Arbeit so anzupassen, dass sie ihren Behinderungen entspricht.* (Krankenhaus A, Fall 1, Personalleiter 2)

## Entwicklung von Stellenbeschreibungen

Ein unerwarteter Beitrag der arbeitsmedizinischen Physiotherapeuten, der offenbart wurde, war ihre Beteiligung an der Entwicklung von Arbeitsplatzbeschreibungen:

*"Der Berufsphysiotherapeut ist am besten in der Lage, die Funktionen des Individuums zu beurteilen, und ich halte es für wichtig, dass er diese Informationen nutzt, um Managern bei der Entwicklung funktionsbasierter Arbeitsplatzbeschreibungen zu helfen. Das wird uns helfen zu verstehen, welche*

*Art von Personal wir einstellen müssen, damit wir Leute bekommen, die die Arbeit erledigen können.* (Krankenhaus A, Fall 1, Personalleiter 1)

# KAPITEL SECHS: KONZEPTUELLER RAHMEN

## Entwicklung eines konzeptionellen Rahmens

Um die Erkenntnisse der verschiedenen Akteure und die Rollenkomponenten, die arbeitsmedizinische Physiotherapeuten arbeitsmedizinische Dienstleistungen anbieten können, zu konzeptualisieren, wird ein multiperspektivischer konzeptioneller Rahmen mit dem arbeitsmedizinischen Physiotherapiedienst im Zentrum vorgestellt (siehe Abbildung 2). Die Entwicklung des konzeptionellen Rahmens berücksichtigt die Perspektiven der verschiedenen Interessengruppen, die von aussagekräftigen und persönlichen Einsichten bis hin zu Reflexionen über Erfahrungen reichen, und basiert auf den sich abzeichnenden Themen. Darüber hinaus werden die Teilkomponenten dargestellt, die entweder teilweise oder vollständig auf die Rolle der arbeitsmedizinischen Physiotherapeuten zurückzuführen sind. Wie in Abbildung 2 dargestellt, stehen diese Komponenten in einer verwobenen und dynamischen Beziehung zueinander.

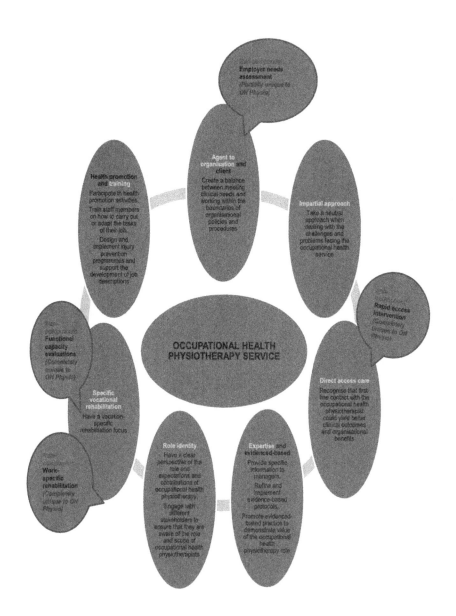

**Abbildung 2:** Mehrperspektivischer konzeptioneller Rahmen

*Bewertung der Bedürfnisse von Arbeitgebern*

Diese Teilkomponente der Rolle ist teilweise nur für arbeitsmedizinische Physiotherapeuten vorgesehen. Dies liegt daran, dass laut Sears *et al.* (2013) Organisationen ein breites Spektrum an Wohlfahrtsbedürfnissen haben, um ihrer rechtlichen, wirtschaftlichen und moralischen Verantwortung gerecht zu werden und um unnötige Krankheiten, Unfälle und Verletzungen, Strafen und Rufschädigungen zu vermeiden. Darüber hinaus stellt eine Bedarfsanalyse sicher, dass Korrekturmassnahmen ergriffen werden, um sicherzustellen, dass die Mitarbeitenden so weit wie möglich produktiv in einer Umgebung und Kultur arbeiten können, in der ihre Gesundheit geschützt, die regelmässige Anwesenheit am Arbeitsplatz unterstützt, arbeitsbedingte Gesundheitsrisiken angemessen kontrolliert und eine gute Gesundheit gefördert wird (Sears *et al.* 2013).

Obwohl bei jeder Organisation eine lokale Bewertung der Bedürfnisse der Arbeitgeber erforderlich ist, da dies den Umfang der arbeitsmedizinischen Dienste bestimmt, die für diese spezielle Organisation benötigt werden, werde ich einige der möglichen Bedürfnisse der Organisationen erörtern und prüfen, welche dieser arbeitsmedizinischen Physiotherapeuten innerhalb der arbeitsmedizinischen Dienste einzigartig anbieten können, nämlich

- Vor der Einstellung werden Gesundheitsbeurteilungen durchgeführt, um potenzielle Mitarbeiter auf Risikofaktoren zu untersuchen, die ihre Fähigkeit einschränken könnten, eine Arbeit sicher und effektiv auszuführen (Palmer *et al.* 2004). Es ist die Aufgabe der Impfschwester, das Screening der Gesundheitsbeurteilung durchzuführen, und die Arbeitnehmer sind gesetzlich verpflichtet, an diesem Prozess mitzuwirken, damit der Arbeitgeber seiner Fürsorgepflicht nachkommen kann;
- Zu den arbeitsmedizinischen Aspekten des Umgangs mit krankheitsbedingten Fehlzeiten gehört es, den Vorgesetzten Anleitung und Informationen darüber zu geben, wann der Mitarbeiter in der Lage ist, an seinen Arbeitsplatz zurückzukehren oder seine normalen Arbeitsaufgaben

wieder aufzunehmen. Diese Beratung kann von einem multidisziplinären arbeitsmedizinischen Team geleistet werden, dem Arbeitsmediziner, Krankenschwestern, Physiotherapeuten, Psychologen und so weiter angehören;

- Gesundheitsförderung bedeutet, erfolgreiche Programme zu organisieren, die auf die spezifischen Bedürfnisse der Beschäftigten zugeschnitten sind. Es ist auch wichtig, dass sich die Unternehmensleitung in diesen Prozess einbringt und sich die Mitarbeitenden in diesen Prozess einbringen, damit das Gesundheitsförderungsprogramm speziell auf ihre Bedürfnisse ausgerichtet ist und nicht als "Einheitslösung" konzipiert wird. Das Gesundheitsförderungsprogramm wird in der Regel von einem multidisziplinären arbeitsmedizinischen Team in Zusammenarbeit mit anderen Interessengruppen, z.B. dem Fitness-Team, dem Team für öffentliche Gesundheit, Infektionskontrolle, Organisationsentwicklung usw., entworfen;

- Bei der Personalberatung werden Mitarbeiter auf posttraumatischen oder arbeitsbedingten Stress oder andere psychische Probleme hin untersucht. Dies wird in der Regel von Beratern oder klinischen Psychologen durchgeführt, aber auch andere psychiatrische Fachkräfte können diese Aufgabe übernehmen, z.B. Pflegepersonal für psychische Gesundheit; und

- Muskuloskelettale Gesundheitsprobleme einschließlich Rücken-, Nacken-, Schulter- oder Knieschmerzen.

Arbeitsmedizinische Physiotherapeuten sind in der Lage, einen einzigartigen Beitrag in Form einer fortgeschrittenen Rehabilitation für muskuloskelettale Gesundheitsprobleme zu leisten. Dazu gehören eine biomechanische Beurteilung, eine vorläufige Diagnose und die Behandlung. Diese fortgeschrittene Rehabilitation kann von Arbeitsmedizinern und Krankenschwestern nicht angeboten werden, da ihre Rolle ausschließlich beratender Natur ist (GMC, 2017; NMC, 2017). Die Ausbildung von Arbeitsmedizinern und Krankenschwestern und -pflegern umfasst weder Kinesiologie oder Biomechanik noch physische Rehabilitation und sie sind daher nicht in der Lage, eine Rehabilitation zur Unterstützung von Beschäftigten mit muskuloskelettalen Gesundheitsproblemen anzubieten (Fakultät für Arbeitsmedizin, 2016; Fakultät für Arbeitsmedizinische Krankenpflege, 2018). Der Physiotherapie-Kurs vor der Anmeldung umfasst eine Ausbildung in Kinesiologie, Biomechanik und Rehabilitation. Daher sind Physiotherapeuten für Arbeitsmedizin am Arbeitsplatz in einer einzigartigen Position, um Mitarbeitern mit muskuloskelettalen Gesundheitsproblemen Rehabilitation zu bieten. Die Literatur dokumentiert die Vorteile, die die arbeitsmedizinische Physiotherapie-Rehabilitation Klienten mit muskuloskelettalen Gesundheitsproblemen bieten kann, wie z.B. eine Verbesserung der gesundheitlichen Ergebnisse, eine frühere Rückkehr an den Arbeitsplatz und zu gewohnten Aktivitäten, eine verbesserte Lebensqualität und eine verbesserte körperliche und geistige Funktionsfähigkeit (Addley *et al.* 2010; Phillips *et al.* 2012; Pizzari und Davidson, 2013).

## Intervention im Schnellzugriff

Schnellzugriffsintervention im Rahmen der Arbeitsmedizin bezieht sich auf Situationen, in denen die Klienten in der Lage sind, sich sofort für eine physiotherapeutische Intervention zu melden. Diese Unterkomponente der Rolle unterscheidet sich von dem, was arbeitsmedizinische Physiotherapeuten arbeitsmedizinische Dienstleistungen anbieten können, da arbeitsmedizinische Ärzte und Krankenschwestern keine Intervention anbieten. Um es noch einmal zu betonen, ihre Rolle ist ausschließlich beratend (GMC, 2017; NMC, 2017).

Die breite Palette an Interventionen, die Physiotherapeuten der Arbeitsmedizin anbieten können, umfasst Kryotherapie, Wärmetherapie, Elektrostimulation, verschiedene Bewegungsübungen, Kräftigungsübungen, Weichteil- und Gelenkmobilisationen. Zu den Vorteilen dieser Interventionen gehören eine Verringerung der Schmerzen, Verbesserungen der Gelenkreichweite und Muskelkraft, eine bessere körperliche und geistige Funktionsfähigkeit bei der Arbeit und eine höhere Lebensqualität (Addley *et al.* 2010; Phillips *et al.* 2012; Pizzari und Davidson, 2013). In der Studie von Addley *et al* (2010) gaben 87% (n=58) der Klientinnen und Klienten an, dass die arbeitsmedizinische Physiotherapie sie daran hinderte, eine Auszeit von der Arbeit zu nehmen, und von denjenigen, die der Arbeit fernblieben, berichteten 89% (n=8), dass die arbeitsmedizinische Physiotherapie ihnen eine frühere Rückkehr an den Arbeitsplatz ermöglichte. Der Verlust für die Organisation in Form von Produktivitätsverlusten wird somit minimiert. Assiri (2016) berichtete, dass viele Organisationen der Produktivität einen hohen Wert beimessen, indem sie die Notwendigkeit betonen, diese aufrechtzuerhalten, um die finanzielle Stabilität des Unternehmens zu gewährleisten. Die Aufrechterhaltung der Produktivität setzt jedoch voraus, dass die Organisation eine gesunde Belegschaft aufrechterhält, und arbeitsmedizinische Physiotherapeuten sind im Gegensatz zu Arbeitsmedizinern und Krankenschwestern in der Lage, die Mitarbeiter bei der Genesung von Verletzungen durch schnelle Eingriffe zu unterstützen, was wiederum die Produktivität verbessert.

## Bewertungen der funktionalen Kapazität

Der Zweck von funktionalen Kapazitätsbewertungen besteht darin, einem Arbeitgeber oder potenziellen Arbeitgeber standardisierte, objektive und unvoreingenommene Informationen über die Fähigkeit eines Arbeitnehmers zu liefern, die Anforderungen des Arbeitsplatzes zu erfüllen (Reesink *et al.* 2007). Diese Teilkomponente der Funktionsfähigkeit ist einzigartig für arbeitsmedizinische Physiotherapeuten, da sie eine fortgeschrittene neuro-muskuläre und biomechanische Beurteilung als Teil des Gesamtprozesses beinhaltet, für die Arbeitsmediziner und Krankenschwestern nicht ausgebildet sind (Fakultät für Arbeitsmedizin, 2016; Fakultät für arbeitsmedizinische Krankenpflege, 2018). Die neuro-muskuloskelettale und biomechanische Beurteilung liefert dem arbeitsmedizinischen Physiotherapeuten Informationen, um klinische Anzeichen zu identifizieren, die mit Kontraindikationen für funktionelle Tests verbunden sind oder Anzeichen, die während der Tests genau überwacht werden sollten. Darüber hinaus erlaubt sie dem arbeitsmedizinischen Physiotherapeuten, eine mechanische Vordiagnose zu stellen, um die klinische Natur des Problems und die Auswirkungen, die dies auf die Arbeitsfähigkeit des Mitarbeiters haben kann, zu verstehen und zu kommentieren.

Der Wert von Funktionsfähigkeitsbewertungen für arbeitsmedizinische Dienste wird in den folgenden drei Studien veranschaulicht, nämlich

Oesch (2006) untersuchte den Einfluss von Funktionstests auf die Entscheidungsfindung bei der Beurteilung der medizinischen Tauglichkeit am Arbeitsplatz. Diese Studie verwendete eine randomisierte Kontrollstudie und verglich die funktionszentrierte Behandlung mit der schmerzzentrierten Behandlung bei Patienten mit chronischen Kreuzschmerzen. Arbeitsmediziner stellten nach Abschluss der Behandlung Arbeitstauglichkeitsbescheinigungen aus. In der funktionszentrierten Behandlungsgruppe lagen den Arbeitsmedizinern die Ergebnisse der Bewertung der funktionellen Leistungsfähigkeit vor, während diese in der schmerzzentrierten Behandlungsgruppe nicht verfügbar war. Drei Experten beurteilten die Qualität der Arbeitsinformationen, die über die Arbeitstauglichkeitsbescheinigungen zur Verfügung gestellt wurden, und stellten fest, dass sich diese zwischen den beiden Gruppen deutlich unterschieden, wobei in der funktionszentrierten Behandlungsgruppe ein Trend zu einer höheren Arbeitsfähigkeit zu verzeichnen war. Oesch (2006) kam zu dem Schluss, dass Bewertungen der funktionellen Kapazität die Qualität der Informationen über die Arbeitsfähigkeit bezüglich der Arbeitsfähigkeit für Arbeitsbescheinigungen bei Patienten mit chronischen Kreuzschmerzen positiv beeinflussen.

Wind *et al.* (2006) untersuchten, wie Experten den Nutzen von Funktionsfähigkeitsbewertungen für Ansprüche auf Rückkehr in den Beruf und Invalidität einschätzen. Einundzwanzig Arbeitsmediziner und neunundzwanzig

Experten für Arbeitsunfähigkeitsansprüche wurden anhand eines halbstrukturierten Interviewplans telefonisch befragt. Die Arbeitsmediziner bewerteten den Nutzen von Bewertungen der Funktionsfähigkeit mit 6,5 auf einer Skala von 0-10, während die Experten für Arbeitsunfähigkeitsansprüche einen Wert von 4,8 hatten. Die Arbeitsmediziner hielten die Bewertungen der Funktionsfähigkeit für nützlicher als die Experten für die Geltendmachung von Arbeitsunfähigkeitsansprüchen.

Wind *et al.* (2009) untersuchten den ergänzenden Wert von funktionellen Kapazitätsbewertungen von Arbeitsmedizinern, die die körperliche Arbeitsfähigkeit von Beschäftigten mit Muskel-Skelett-Erkrankungen beurteilen. Ein selbst formulierter Fragebogen wurde dem Arbeitsmediziner vorgelegt, nachdem er den Bericht zur Bewertung der Funktionsfähigkeit eingesehen hatte, und er wurde gefragt, ob er die Informationen zur Bewertung der Funktionsfähigkeit als komplementär zu seiner Beurteilung der körperlichen Arbeitsfähigkeit des Arbeitnehmers erachtet. Achtundzwanzig Arbeitsmediziner füllten den Fragebogen aus, von denen 19 (68%) berichteten, dass die Informationen aus den Bewertungen der Funktionsfähigkeit komplementär zu ihrer Beurteilung seien; die Hälfte (n=14, 50%) berichtete, dass die Informationen aus dem Bericht zur Bewertung der Funktionsfähigkeit ihr fachliches Urteilsvermögen stärkten, und in einigen Fällen (n=4, 14%) berichteten sie nach der Lektüre des Berichts über einen Meinungsumschwung bezüglich der körperlichen Arbeitsfähigkeit eines Arbeitnehmers. Darüber hinaus beabsichtigten laut Wind (2009) 16 (57%) Arbeitsmediziner, Informationen aus dem Bericht zur Bewertung der Funktionsfähigkeit in zukünftige Bewertungen der körperlichen Arbeitsfähigkeit einzubeziehen.

## Arbeitsspezifische Rehabilitation

Die arbeitsspezifische Rehabilitation ist ein arbeitsorientiertes Behandlungsprogramm mit der Absicht, die physischen, funktionellen und beruflichen Fähigkeiten eines Arbeitnehmers wiederherzustellen, um ihn auf eine produktive Rückkehr in die Arbeitswelt vorzubereiten (Briand *et al.* 2007). Obwohl die Mehrheit der Mitarbeiter mit arbeitsbedingten Verletzungen konventionelle physiotherapeutische Interventionen erfordern wird, ist es für arbeitsmedizinische Physiotherapeuten wichtig, diejenigen Mitarbeiter, die eine umfassendere arbeitsspezifische Rehabilitation benötigen, rechtzeitig zu identifizieren. Die Erhöhung der Rechtzeitigkeit der arbeitsspezifischen Rehabilitation trägt dazu bei, die Fehlzeiten des Mitarbeiters und etwaige Kompensationskosten zu reduzieren und damit das Potenzial für eine Verschlechterung des Zustands und die damit verbundenen Ausgaben für Lohnersatz zu verringern (Loisel *et al.* 2005).

Diese Teilkomponente der Rolle ist einzigartig für Physiotherapeuten für Arbeitsmedizin, da sie nicht nur die konventionellen physiotherapeutischen Modalitäten, sondern auch die funktionelle arbeitsspezifische Rehabilitation der kritischen Arbeitsanforderungen als Teil des Gesamtprozesses umfasst, für die Arbeitsmediziner und Krankenschwestern nicht ausgebildet sind (Fakultät für Arbeitsmedizin, 2016; Fakultät für Arbeitsmedizin und Krankenpflege, 2018). Das funktionelle arbeitsspezifische Rehabilitationsprogramm hängt davon ab, welche Anpassungen für einen Mitarbeiter nach einer eingehenden Analyse seines Arbeitsplatzes für die Erfüllung seiner Arbeitsaufgaben angemessen sind. Zur arbeitsspezifischen Rehabilitation gehört die funktionelle Nachahmung der Arbeitsrolle, die Korrektur funktioneller Haltungen und Aufgaben, indem die Mitarbeiter gecoacht werden, Arbeitsaktivitäten und -verfahren innerhalb eines therapeutischen Rahmens zu üben, um arbeitsspezifische Defizite Schritt für Schritt zu trainieren (Johnson *et al.* 2001). Darüber hinaus ermöglicht es dem arbeitsmedizinischen Physiotherapeuten, die Sicherheitspraktiken des Mitarbeiters, die Produktivität, das Arbeitsverhalten, den Gebrauch von Werkzeugen und Geräten sowie komplexe Arbeitsfunktionen zu überwachen (Schonstein *et al.* 2003). Die Klienten können so nach und nach wieder Vertrauen in ihre arbeitsbezogenen Fähigkeiten gewinnen und so ihre Ängste vor Belastungen und Anforderungen ihres Arbeitsplatzes abbauen, bevor sie an ihren Arbeitsplatz zurückkehren.

## Zentrale Konzepte

Dieser Abschnitt konzentriert sich auf die Kernbegriffe, die durch die Kartierung und Interpretation der wichtigsten und dynamischen Fragen aus der Vielzahl der in diesem Projekt vorhandenen Beweise entwickelt wurden. Dieser Prozess führte zur Entwicklung von drei Kernkonzepten über die Rolle der arbeitsmedizinischen Physiotherapie, nämlich (a) Risikoarbeit, (b) berufliche Identität und (c) Coaching. Darüber hinaus wird nun der Chetty (2018) Framework of Occupational Health Physiotherapy vorgestellt, der die Kernkonzepte Risikoarbeit, berufliche Identität und Coaching mit dem konzeptionellen Rahmen des Projekts verbindet (siehe Abbildung 3).

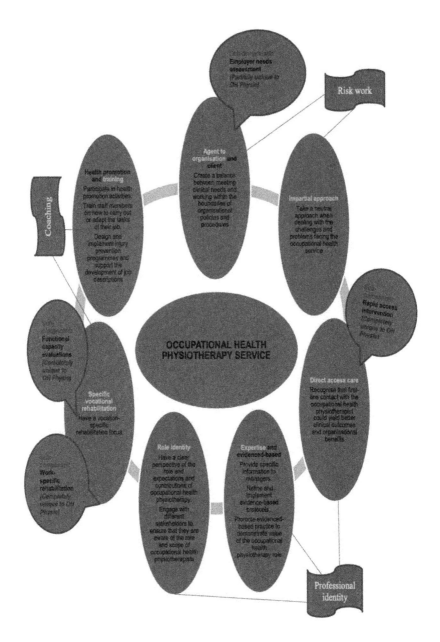

**Abbildung 3:** Chetty (2018) Rahmen der arbeitsmedizinischen Physiotherapie
*Risiko-Arbeit*

Die Übersetzung von Risikoinformationen in unterschiedliche Kontexte für verschiedene Zielgruppen war ein zentraler Punkt der Risikoarbeit und wurde in allen Interessengruppen berichtet. Darüber hinaus müssen Risikoinformationen in auditierbare Daten zur Verwendung innerhalb der Organisation umgewandelt werden (Gale *et al* 2016). Dies steht im Einklang mit den Ergebnissen dieses Projekts, in dem die Teilnehmerinnen und Teilnehmer arbeitsmedizinische Physiotherapeutinnen und Physiotherapeuten als Agenten sowohl für die Organisation als auch für die Klientinnen und Klienten wahrnahmen. In dieser Hinsicht ist der arbeitsmedizinische Physiotherapeut gefordert, eine Doppelrolle zu spielen, indem er nicht nur die Risiken in einem bestimmten Fall identifiziert, sondern diese Informationen auch mit der Organisation verknüpft. Flynn (2002) hob die Frage der epistemologischen Unsicherheit hervor, für die der Arbeitsmediziner beim Übersetzungsprozess auf andere Formen des Risikowissens zurückgreifen muss. In diesem Zusammenhang wurden in der Literatur eine Vielzahl von Begriffen verwendet, wie z.B. stillschweigendes Wissen, breite, praktische Erfahrungen, intuitives Fachwissen und verkörpertes Wissen (Gale *et al.* 2016). Im Zusammenhang mit der Rolle der arbeitsmedizinischen Physiotherapie würde dies bedeuten, dass das Wissen und die Fähigkeiten zur Problemlösung und Entscheidungsfindung in der Risikoarbeit nicht nur einen evidenzbasierten Ansatz erfordern, wie in den Ergebnissen dieses Projekts berichtet wird, sondern auch andere Formen von Wissen, das durch ein breites Spektrum an Erfahrungen und Lernen erworben wurde.

Risikominimierung in der Praxis beinhaltet die Unterstützung von Verhaltensänderungen bei Klienten und Organisationen, Interventionen im Gesundheitswesen oder die Entwicklung neuer Richtlinien oder Verfahren (Gale *et al* 2016). Die Ergebnisse dieses Projekts, der ACPOHE (2012a) Rahmen und die Literatur unterstützen weitgehend die Rolle der arbeitsmedizinischen Physiotherapeuten bei der Risikominimierung und der Maximierung der Sicherheit. Entscheidend ist jedoch, dass aus dem ACPOHE (2012a)-Rahmenwerk und der

Literatur nicht klar hervorgeht, in welchem Umfang arbeitsmedizinische Physiotherapeuten bei der Minderung der organisatorischen Elemente der Risikoarbeit eine verantwortungsvolle Rolle spielen, wenn es um nicht gesundheitsbezogene Risiken geht, wie z.B. schlechte Managementpraktiken. Was die Ergebnisse dieses Projekts betrifft, so ist der arbeitsmedizinische Physiotherapeut an einem Ende des Spektrums ein Vertreter des Klienten und verantwortlich für die Risikominimierung durch Bewertungen der funktionellen Kapazität, Analyse der Arbeitsnachfrage, arbeitsspezifische Rehabilitation und Unterstützung bei Verletzungen am Arbeitsplatz. Am anderen Ende des Spektrums ist die Organisation für alle negativen Auswirkungen ihrer Praktiken auf ihre Mitarbeiter verantwortlich, und der arbeitsmedizinische Physiotherapeut ist als Vertreter der Organisation zumindest teilweise dafür verantwortlich, die Organisation beim Umgang mit ihren negativen Praktiken zu unterstützen, wie z.B. die Durchsetzung politischer oder religiöser Ansichten bei politischen Entscheidungen, Mobbing und Belästigungsverhalten oder die Fehlinterpretation der Gesundheits- und Sicherheitsgesetzgebung.

Pflege im Risikokontext bedeutet, die Klienten dabei zu unterstützen, informierte Entscheidungen zu treffen oder unangemessenen Schaden nach Erhalt von Risikoinformationen zu verhindern (Gale *et al.* 2016). Die Betreuung von Klienten kann manchmal schwer mit den organisatorischen Aspekten der Risikoarbeit zu vereinbaren sein. Mit anderen Worten: Physiotherapeuten für Arbeitsmedizin sind dafür verantwortlich, Risikoinformationen zu sammeln und an die Organisation weiterzuleiten. Diese Rechenschaftspflicht gegenüber der Organisation kann das Vertrauensverhältnis zwischen Physiotherapeut und Klient gefährden, wenn die Klienten den Eindruck haben, dass ihre Abteilung wegen ihres Risikoverhaltens an die Organisation "gemeldet" wird. In dieser Hinsicht deuten die Ergebnisse dieses Projekts darauf hin, dass arbeitsmedizinische Physiotherapeuten einen unparteiischen Ansatz verfolgen müssen. Eine grundlegende Herausforderung für arbeitsmedizinische Physiotherapeuten besteht daher darin, sowohl mit den

Klienten als auch mit der Organisation darüber zu verhandeln, was "normales" und "Risikoverhalten" ist, um nicht nur ihr Engagement für die Risikominimierung unter Beweis zu stellen, sondern dies auch auf eine Weise zu tun, die nicht als "Partei ergreifen" gegenüber der Organisation wahrgenommen wird und umgekehrt.

## Berufliche Identität

Bis heute sind keine Studien speziell zur beruflichen Identität eines arbeitsmedizinischen Physiotherapeuten veröffentlicht worden. Die traditionelle Auslegung des Berufsstandes der Physiotherapeuten war die Vorstellung, dass Identität etwas ist, das von Anfängern in den frühen Phasen ihrer Ausbildung erworben wird (Davies *et al.* 2011). Die Suche nach der beruflichen Identität von Physiotherapeuten stand im letzten Jahrzehnt immer wieder im Mittelpunkt der Aufmerksamkeit von Forschern (Roskell, 2013). Dieses Bemühen hat zu der Vorstellung geführt, dass Physiotherapeuten bei der Suche nach Strategien zur Umsetzung ihrer beruflichen Identität am Arbeitsplatz Identitätsarbeit leisten (Hammond *et al.* 2016).

Die berufliche Identität in der Physiotherapie scheint komplexer zu sein als traditionell angenommen. Nach Hammond *et al.* (2016) ist die Konstruktion der beruflichen Identität durch Physiotherapeuten ein fortlaufender und dynamischer Prozess, in dem Physiotherapeuten ihre berufliche Identität auf der Grundlage sich entwickelnder Attribute, Überzeugungen, Werte und Motive sinnvoll gestalten und interpretieren. Darüber hinaus stellten Hammond *et al.* (2016) fest, dass Physiotherapeuten ihre Identität als Physiotherapeut innerhalb von intraprofessionellen und interprofessionellen Praxisgemeinschaften ko-konstruieren. Letzteres ist bedeutsam, weil es impliziert, dass die berufliche Identität der Rolle, des Images und der Praxis eines Physiotherapeuten nicht nur durch den Beruf, sondern auch durch berufsfremde Interessengruppen geprägt und dadurch durch Diskurse, Grenzen und Hierarchien am Arbeitsplatz vermittelt wird.

Im Vereinigten Königreich verändert sich das Gesundheitssystem mit einem nationalen Fokus auf Effizienzeinsparungen, und es gibt zunehmende Erwartungen an Physiotherapeuten, ihre Rolle verantwortungsvoll und transparent innerhalb eines klinischen Führungsrahmens zu artikulieren, um den Wert und die Beiträge des Physiotherapieberufs zu demonstrieren (CSP, 2011). Darüber hinaus gibt es gesellschaftliche Veränderungen mit der Integration verschiedener Kulturen, ethnischer Hintergründe und religiöser Überzeugungen, und dies bietet Forschungsmöglichkeiten für den Beruf des Physiotherapeuten, um Erkenntnisse über seine Rolle durch geschlechtsspezifische und ethnische Vielfalt zu gewinnen. In diesem Projekt wurden die beiden NHS-Krankenhäuser strategisch ausgewählt, um sicherzustellen, dass jedes eine sehr unterschiedliche Bevölkerung bedient. Das Krankenhaus A (Fall 1) liegt in einem wohlhabenden Gebiet, das eine weitgehend homogene Bevölkerung versorgt. Das Krankenhaus B (Fall 2) hingegen bedient eine kulturell vielfältigere Bevölkerung und liegt in einem relativ benachteiligten Gebiet. Diese Strategie förderte die Rekrutierung eines vielfältigen Teilnehmerkreises, um die gesellschaftlichen Veränderungen widerzuspiegeln und das derzeitige Gesundheitssystem des NHS authentisch zu repräsentieren (siehe Tabelle 7).

Bemerkenswert ist jedoch, dass kein Teilnehmer auf die Rolle der arbeitsmedizinischen Physiotherapeuten bei der Förderung der Gleichheits-, Diversitäts- und Inklusionsagenda verwies. Eine mögliche Erklärung für dieses Versäumnis ist, dass die Teilnehmerinnen und Teilnehmer den Eindruck hatten, dass diese Agenda den Rahmen einer Berufsgruppe sprengt. In einem Land mit zunehmenden ethnischen, kulturellen und religiösen Überzeugungen wird ein Berufszweig, der die Perspektiven von Interessengruppen mit unterschiedlichem Hintergrund verstehen, aufnehmen und assimilieren kann, in der Lage sein, besser zu dienen. Ein größeres ethnisches, geschlechtsspezifisches und religiöses Bewusstsein innerhalb des Physiotherapieberufs wird dazu beitragen, seine berufliche Identität zu fördern.

# Coaching

In den letzten zehn Jahren ist die Akzeptanz von Coaching als Methode zur Verbesserung der Kompetenz am Arbeitsplatz gestiegen (Ladyshewsky, 2006). Diejenigen, die an dieser Lernerfahrung teilgenommen haben, berichten oft über positive Ergebnisse (Ladyshewsky, 2006). In diesem Projekt bestand eine neue Komponente der Rolle der arbeitsmedizinischen Physiotherapie darin, MitarbeiterInnen zu coachen, damit sie neue Techniken erlernen oder bestehende Praktiken anpassen, um Menschen mit Behinderungen zu unterstützen. Es wäre jedoch naiv anzunehmen, dass jede Coaching-Erfahrung ein Erfolg ist. Eine Herausforderung, die sich in einer Coaching-Rolle entwickeln kann, ist der Wettbewerb, und die Folge ist ein Disengagement zwischen dem Coach und dem Lernenden (Thorne, 2001).

Dies wirft die Frage auf, ob arbeitsmedizinische Physiotherapeuten ausreichend auf die Rolle des Coaches vorbereitet sind, denn, wie bereits erwähnt, ist es nicht garantiert, dass es gelingt, zwei Menschen zusammenzubringen und den einen zu bitten, den anderen zu coachen. Sue-Chan und Latham (2004) betonten, dass das Unverständnis für die Triebkräfte, die kooperatives Verhalten fördern, oft der Grund dafür ist, dass so viele gut gemeinte Coaching-Programme scheitern. Nach Ragins *et al.* (2000) sind Coaching-Beziehungen in erster Linie eine soziale Beziehung, die angemessen gemanagt werden muss. Ragins *et al.* (2000) stellten weiter fest, dass der Weg für beide Seiten erst dann erfolgreich sein kann, wenn Vertrauen aufgebaut ist und Coaches die erforderlichen Fähigkeiten erwerben, um angemessen zu coachen und zu kommunizieren.

Die Fähigkeiten, die für die Übernahme einer Coaching-Rolle erforderlich sind, sind zahlreich. Coaches müssen grundlegende Gruppenprozesse wie Führung, Konfliktmanagement und Entscheidungsfindung verstehen (Bolch, 2001). Darüber hinaus müssen auch Eigenschaften wie Selbsteinschätzung, zwischenmenschliche Fähigkeiten, Kommunikationsfähigkeit, die Fähigkeit, konstruktives Feedback zu geben und zu erhalten, Problemlösung, kritisches Denken, Professionalität und Stressmanagement entwickelt werden (Bolch, 2001). Es gibt keine Studien, die sich speziell auf arbeitsmedizinische Physiotherapeuten konzentrieren, die die Aufgaben eines Coaches als Teil ihrer Rolle erfüllen. Eine kürzlich durchgeführte randomisierte kontrollierte Studie zu den zusätzlichen Effekten einer arbeitsbezogenen psychosozialen Coaching-Intervention im Vergleich zur alleinigen Physiotherapie ergab jedoch, dass die Gruppe, die die Coaching-Intervention erhielt, eine signifikante Verbesserung der Arbeitsfähigkeit in Bezug auf die körperlichen Arbeitsanforderungen und das arbeitsbezogene Wohlbefinden zeigte, die in den 12 Wochen nach der Intervention weiter gesteigert wurde (Becker *et al.* 2017). Die Ergebnisse deuten darauf hin, dass arbeitsbezogenes Coaching, über die Physiotherapie hinaus, die Verbesserung der Arbeitsfähigkeit und des arbeitsbezogenen Wohlbefindens unterstützen kann. Während die Rolle eines Coaches traditionell von Coaching-Psychologen übernommen wurde (Frisch, 2001), gibt es keinen Grund, warum arbeitsmedizinische Physiotherapeuten sich nicht zu kompetenten Arbeitscoaches entwickeln und werden können.

Wie bereits in der Diskussion erwähnt, besteht ein Aspekt des Coachings, der für arbeitsmedizinische Physiotherapeuten anwendbar sein kann, darin, das Wissen und die Fähigkeiten anderer Mitarbeiter zu entwickeln, die sich auf ihre spezifischen Kompetenzen beziehen (Ciampa, 2005). Daher müssen arbeitsmedizinische Physiotherapeuten klar umreißen, welche Merkmale des Arbeitsplatzes des Mitarbeiters sie zu coachen in der Lage sind, was möglicherweise sogar eine Aufwertung ihrer Fähigkeiten oder den Erhalt formaler Coaching-Qualifikationen erforderlich macht, um sicherzustellen, dass sie das für einen Coach erforderliche Niveau an Professionalität, Standards und Ethik verstehen und aufrechterhalten (Renton, 2009).

# Zusammenfassung

Die Berücksichtigung von Risikoarbeit hat erhebliche Auswirkungen auf arbeitsmedizinische Physiotherapeuten. Die Probleme am Arbeitsplatz führen zu einem heilungsorientierten Gesundheitsansatz, auch wenn ein stärker präventiv ausgerichteter Ansatz für den Umgang mit Gesundheitsrisiken erforderlich ist (NHS England, 2015). Es ist jedoch klar, dass den Bestrebungen nach einem präventiven Ansatz nicht mit angemessenen Ressourcen entsprochen wurde. Ohne angemessene Ressourcen bleibt der Spielraum für die künftige Erforschung von Möglichkeiten, wie das präventive Management von Gesundheitsrisiken zu einem integralen Bestandteil der Rolle der arbeitsmedizinischen Physiotherapeuten werden kann, schwer fassbar.

Der Aufbau einer beruflichen Identität hatte die arbeitsmedizinischen Physiotherapeuten vor die Herausforderung gestellt, ihr Denken und Handeln neu zu formulieren. Während sich die Konstruktion einer persönlichen Identität aus persönlichen Werten und Motiven speist, wird eine berufliche Identität am Arbeitsplatz durch das Zusammenspiel von ethischer und moralischer Argumentation beeinflusst (Anand *et al.* 2005). Im Rahmen dieses Projekts müssen arbeitsmedizinische Physiotherapeuten neu formulieren, was sie glauben, schätzen und wissen. Wenn sich arbeitsmedizinische Physiotherapeuten der Herausforderung stellen, eine berufliche Identität innerhalb einer arbeitsmedizinischen Abteilung zu schaffen, dann besteht eine weitere Spannung darüber, wie diese Identität mit Interessenvertretern außerhalb des Physiotherapieberufs konstruiert werden kann, weil gesellschaftliche Veränderungen in der Gesundheitsversorgung heute vom Physiotherapieberuf verlangen, alternative und sich ständig verändernde Positionen einzunehmen.

Die Herausforderungen für arbeitsmedizinische Physiotherapeuten, die eine Coaching-Rolle am Arbeitsplatz übernehmen, dürfen nicht unterschätzt werden. Wenn sie jedoch die Beziehung zwischen den Coaching-Fähigkeiten und der

Bereitschaft der Lernenden verstehen, können arbeitsmedizinische Physiotherapeuten diese Informationen nutzen, um Coaching-Systeme aufzubauen, die nicht nur ihre kontinuierliche Entwicklung und Kompetenz in diesem Praxisbereich unterstützen, sondern sich auch positiv auf die Leistung der Mitarbeiter auswirken.

**Verwendung, Auswirkungen und Empfehlungen für den konzeptionellen Rahmen**

Im Großen und Ganzen kann der konzeptionelle Rahmen verwendet werden:

- den Wert der arbeitsmedizinischen Physiotherapie bei einer Vielzahl von Interessenvertretern (wie Kommissaren, politischen Entscheidungsträgern, Dienstplanern, Führungskräften usw.) zu fördern;

- durch Organisationen (wie Universitäten und Arbeitgeber), die Ausbildungskurse oder Postgraduiertenprogramme entwickeln wollen, um die Entwicklungsbedürfnisse von arbeitsmedizinischen Physiotherapeuten zu unterstützen;

- Physiotherapie-Karrieren im Bereich der Arbeitsmedizin zu entwickeln und zu fördern (z.B. mit neuen Hochschulabsolventen und Physiotherapeuten, die an einer Spezialisierung in der arbeitsmedizinischen Praxis interessiert sind); und

- durch Berufsverbände (einschließlich der Association of Chartered Physiotherapists in Occupational Health and Ergonomics, Health and Care Professions Council, International Federation of Physical Therapists working in Occupational Health and Ergonomics) zur Information über die für die Ausübung der arbeitsmedizinischen Physiotherapie erforderlichen Standards und/oder die Kriterien für eine fortgeschrittene Mitgliedschaft in der Organisation.

Auf lokaler Ebene kann die Umsetzung neuer Rollenkomponenten in der Praxis höchst unvorhersehbar sein (Srivastava *et al.* 2008). Trotz dieser

Unvorhersehbarkeit kann der konzeptionelle Rahmen den arbeitsmedizinischen Physiotherapeuten bei der Aushandlung neuer und fortschrittlicher Arbeitspraktiken helfen und dazu beitragen, die Rolle in das Mandat des arbeitsmedizinischen Dienstes einzubetten. In Krankenhäusern, in denen es keine arbeitsmedizinischen Physiotherapeuten gibt, kann er als nützliches Nachschlagewerk über die einzigartige Rolle der arbeitsmedizinischen Physiotherapeuten dienen und der Organisation einen besseren Einblick geben, was arbeitsmedizinische Physiotherapeuten arbeitsmedizinische Dienste anbieten können.

Es gibt Auswirkungen auf die Verwendung dieses konzeptionellen Rahmens in der Praxis, die im Folgenden aufgeführt sind:

- Jegliche Änderungen an der gegenwärtigen Rolle der arbeitsmedizinischen Physiotherapie liegen außerhalb der Möglichkeiten des einzelnen Physiotherapeuten;
- Änderungen der Leistungserbringung innerhalb der arbeitsmedizinischen Dienste sind sowohl auf individueller als auch auf organisatorischer Ebene erforderlich;
- Haltungstechnische und organisatorische Barrieren, wie z.B. finanzielle Zwänge, können den Prozess der Umsetzung von Veränderungen im arbeitsmedizinischen Physiotherapiedienst behindern;
- Die neuen Rollenkomponenten, von denen einige in der arbeitsmedizinischen Physiotherapiepraxis einzigartig sind, können als losgelöste Konzepte erscheinen.

In diesem Zusammenhang müssen arbeitsmedizinische Physiotherapeuten die Verantwortung für die Qualität ihrer Berufsausübung und die Art und Weise übernehmen, in der sich ihre Rolle innerhalb dieser Organisation entwickelt, um die Erbringung arbeitsmedizinischer Dienstleistungen zu informieren:

- Arbeitsmedizinische Physiotherapeuten sollten den beträchtlichen Einfluss von ACPOHE anerkennen und sich proaktiv mit diesem Berufsnetzwerk befassen, um nationale Unterstützung zur Förderung der fortgeschrittenen Praxisrolle von arbeitsmedizinischen Physiotherapeuten zu gewinnen;

- Arbeitsmedizinische Physiotherapeuten sollten eine Vielzahl von einflussreichen Interessenvertretern identifizieren, die sie dabei unterstützen, die Vorteile der arbeitsmedizinischen Physiotherapie gegenüber arbeitsmedizinischen Abteilungen, Kunden und Beauftragten zu artikulieren. Zu den einflussreichen Stakeholdern können Abteilungsleiter, z.B. Therapieleiter, Pflege- und medizinische Direktoren, Personalvertretungen, z.B. Behindertenvertreter, Lesben, Schwule, Bisexuelle, Transgender, Foren für Schwarze und ethnische Minderheiten, Gewerkschaften usw. gehören. Es ist wichtig zu beachten, dass einflussreiche Interessenvertreter sowohl innerhalb als auch außerhalb des Physiotherapieberufs berücksichtigt werden sollten;

- Arbeitsmedizinische Physiotherapeuten müssen auch die Kosten für die Implementierung neuer Komponenten ihrer Rolle, wie z.B. Schulungskurse oder Honorare für spezialisierte externe Mentoren, und das, was die Organisation sich leisten kann, im Auge behalten. Dies wird dazu beitragen, sicherzustellen, dass alle eingereichten Finanzierungsvorschläge vernünftig kalkuliert sind, um Ablehnungen zu minimieren;

- Arbeitsmedizinische Physiotherapeuten sollten sich mit den neuen, im konzeptionellen Rahmen artikulierten Komponenten ihrer Rolle befassen, insbesondere mit den Komponenten, die für ihre Rolle einzigartig sind, um die fortgeschrittene Rehabilitation zu fördern, die arbeitsmedizinische Physiotherapeuten zu arbeitsmedizinischen Diensten beitragen, die darüber hinaus nicht von Arbeitsmedizinern oder Krankenschwestern erbracht werden können.

Zusammenfassend lässt sich sagen, dass der konzeptionelle Rahmen die Komplexität der Rolle der arbeitsmedizinischen Physiotherapie hervorhebt. Durch den Prozess der Entwicklung des konzeptionellen Rahmens sind nun Schlüsselkomponenten dieser Rolle, die dem konzeptionellen Rahmen zugrunde liegen und von denen viele bisher nicht artikuliert wurden, offengelegt worden. Diese unartikulierten Komponenten werden jedoch nicht als losgelöste Konzepte präsentiert, mit denen die Rolle der arbeitsmedizinischen Physiotherapie neu geschaffen werden soll, sondern vielmehr, um den aktuellen ACPOHE (2012a) Rahmen für arbeitsmedizinische Physiotherapie voranzubringen und die aus der Literatur entnommenen Komponenten zu ergänzen.

# REFERENZEN

Addley, K., Burke, C. und McQuillan, P. (2010) Impact of a direct access occupational physiotherapy treatment service, *Arbeitsmedizin,* 60, S. 651-653

Anaf, S. und Sheppard, L. (2007) Describing physiotherapy interventions in the emergency department setting: an observational pilot study, *Accident and Emergency Nursing,* 15(1), S. 34-39

Anand, V., Ashforth, B.E. und Joshi, M. (2005) Business as usual: the acceptance and perpetuation of corruption in organizations, *Academy of Management Executive,* 19(4), S. 9-23

Anderson, K.N. , Anderson, L.E. und Glanze, W.D. (1994) *Mosby's Wörterbuch für Medizin, Krankenpflege und verwandte Gebiete der Gesundheit.* [4.] Aufl. St. Louis, Missouri: Rand McNally

Angen, M. (2000) Evaluating interpretive inquiry: reviewing the validity debate and opening the dialogue, *Qualitative Gesundheitsforschung,* 10(3), S. 378-395

Verfassung der Vereinigung der Chartered Physiotherapists in Occupational Health and Ergonomics (2010). [Online]. Erhältlich unter: www.acpohe.com

Association of Chartered Physiotherapists in Occupational Health and Ergonomics (2012a) Arbeitsmedizinischer Rahmen für Physiotherapeuten. [Online]. Erhältlich unter: www.acpohe.com

Association of Chartered Physiotherapists in Occupational Health and Ergonomics (2012b) Bericht der Allied Health Professions Advisory Fitness for Work (Beratung für Arbeitstauglichkeit). [Online]. Erhältlich unter: www.acpohe.com

Assiri, W. (2016) Risk of loss of productivity in workplaces, *International Journal of Scientific and Technology Research,* 5(5), S. 118-120

Association of Chartered Physiotherapists in Occupational Health and Ergonomics (2017) Verwendung des Begriffs Berufsphysiotherapeut. [Online]. Erhältlich unter: www.acpohe.com

Association of Chartered Physiotherapists in Occupational Health and Ergonomics (2013) Willkommen bei ACPOHE. [Online]. Erhältlich unter: www.acpohe.com

Atwal, A. und Caldwell, K. (2002) Verbessern multidisziplinäre Wege der integrierten Versorgung die interprofessionelle Zusammenarbeit? *Skandinavische Zeitschrift für Pflegewissenschaften,* 16(4), S. 360-367

Ballinger, C. (2004) Writing up rigour: representing and evaluating good scholarship in qualitative research, *British Journal of Occupational Therapy,* 67, S. 540-546

Battie, M.C., Fulton-Kehoe, D. und Franklin, G. (2002) The effects of a medical care utilization review program on back and neck injury claims, *Journal of Occupational and Environmental Medicine,* 44, S. 365-371

Beattie, P.F. und Nelson, R.M. (2008) Erhaltung der Qualität der Patienten-Therapeuten-Beziehung: ein wichtiger Gesichtspunkt für eine wertzentrierte physiotherapeutische Versorgung, *Journal of Orthopaedic and Sports Physical Therapy,* 38(2), S. 34-35

Becker, A., Angerer, P. und Muller, A. (2017) The prevention of musculoskeletal complaints: a randomized controlled trial on additional effects of a work-related psychosocial coaching intervention compared to physiotherapy alone, *International Archives of Occupational and Environmental Health,* 90(4), S. 357-371

Bennett, C. und Grant, M. (2004) Specialisation in physiotherapy: a mark of maturity, *Australian Journal of Physiotherapy,* 50(1), S. 3-5

Berg, B.L. (2001) *Qualitative Forschungsmethoden für die Sozialwissenschaften.* [4.] Aufl. Boston: Allyn und Speck

Bernard, H.R. (2002) *Forschungsmethoden in der Anthropologie: qualitative und quantitative Methoden.* [3.] Aufl. Walnut Creek, Kalifornien: Alta Mira Presse

Bithell, C. (2007) Entry-Level-Physiotherapie-Ausbildung im Vereinigten Königreich: Governance und Lehrplan, *Physical Therapy Reviews,* 12(2), S. 145-155

Black, C. (2008) *Review of the health of Britain's working age population: working for a healthier tomorrow.* London: Das Schreibwarenbüro

Black, C. and Frost, D. (2011) Health at work - an independent review of sickness absence. [Online]. Erhältlich unter: https://www.gov.uk/ government/uploads/ system/uploads/ attachm ent_data/file/465918/fit-note-gps-guidance.pdf

Bolch, M. (2001) Proaktives Coaching, *Ausbildung,* 38, S. 58-63

Bonner, A. und Tolhurst, G. (2002) Insider-Outsider-Perspektiven der Teilnehmerbeobachtung, *Krankenschwester-Forscher,* 9(4), S.7-19

Boorman, S. (2009) *Der Abschlussbericht der unabhängigen NHS-Überprüfung von Gesundheit und Wohlbefinden.* London: Crown-Verlag

Braun, V. und Clarke, V. (2006) Using thematic analysis in psychology, *Qualitative research in Psychology,* 3, S. 77-101

Briand, C., Durand, M.J., St-Arnaud, L. und Corbière, M. (2007) Work and mental health: learning from return-to-work rehabilitation programs designed for workers with musculoskeletal disorders, *International Journal of Law and Psychiatry,* 60(4-5), S. 444-457

Brooks, R. (1996) EuroQol: der gegenwärtige Stand der Dinge, *Gesundheitspolitik,* 37, S. 53-72

Camino, L., Zeldin, S. und Payne-Jackson, A. (1995) *Grundlagen qualitativer Interviews und Fokusgruppen.* Washington DC: Akademie für Bildungsentwicklung

Carlson, N.R. und Heth, C.D. (2010) *Psychologie die Wissenschaft des Verhaltens.* Ontario: Pearson Education Kanada

Carr, J. und Shepherd, R. (1996) Clinical physiotherapy specialisation in Australia: some current views, *Australian Journal of Physiotherapy,* 42(1), S. 9-14

Chartered Society of Physiotherapy (2003) Was ist Physiotherapie? [Online]. Verfügbar unter: http://www.csp.org.uk/your-health/what-physiotherapy

Chartered Society of Physiotherapy (2005) Kernstandards der physiotherapeutischen Praxis. [Online]. Verfügbar unter: http://www.csp.org.uk/search/all/core%20standard%20of%20 research

Chartered Society of Physiotherapy (2013) Fit genug für Patienten? Ein Audit der Dienstleistungen für Gesundheit und Wohlbefinden am Arbeitsplatz für NHS-Mitarbeiter. [Online]. Erhältlich unter: http://www.csp.org.uk/ Veröffentlichungen/Fit-genügend-Patienten

Chartered Society of Physiotherapy (2011) Kodex der beruflichen Werte und Verhaltensweisen. [Online]. Verfügbar unter:

http://www.csp.org.uk/publications/code-members-professional-values-behavi unsere

Choi, B.C.K., Pang, T., Lin, V., Puska, P., Sherman, G., Goddard, M., Ackland, M.J., Sainsbury, P., Stachenko, S., Morrison, H. und Clottey, C. (2005) Können Wissenschaftler und politische Entscheidungsträger zusammenarbeiten? *Zeitschrift für Epidemiologie und Gemeinschaftsgesundheit,* 59(8), S. 632-637

Ciampa, D. (2005) Fast fertig: Wie Führungskräfte aufsteigen, *Harvard Business Review,* 83(1), S. 46-53

Clarkson, H.M. (2000) *Musculoskeletal assessment: joint range of motion and manual muscle strength.* London: Büro für Schreibwaren Ihrer Majestät

Clifford, C. (1996) Role: a concept explored in nursing education, *Journal of Advanced Nursing,* 23, S. 1135-1141

Clough, P. und Nutbrown, C. (2007) *A student's guide to methodology: justifying enquiry.* [2.] Aufl. London: Weiser

Cohen, S.J. (2000) Efficacy, effectiveness, and sustainability: translating research into improvements in health care, *Medical Care,* 38(5), S. 449-450

Coulter, A. (2005) Was erwarten Patienten und die Öffentlichkeit von der Primärversorgung? *Britische medizinische Zeitschrift,* 331, S. 1199-1200

Curtin, M. und Fossey, E. (2007) Appraising the trustworthiness of qualitative studies: guidelines for occupational therapists, *Australian Occupational Therapy Journal,* 54, S. 88-94

Davies, K., Harrison, K., Clouder, D.L., Gilchrist, M., McFarland, L. und Earland, J. (2011) Der Übergang vom Physiotherapiestudenten zum interprofessionellen Teammitglied, *Physiotherapie,* 97(2), S. 139-144

Darling, Y. und Scott, D. (2002) *Qualitative Forschung in der Praxis - Geschichten aus der Praxis.* Jungfrau Maria: Open-University-Presse

Daley, D. und Miller, M. (2013) Moving forward in occupational health physical therapy: the journey towards specialisation in the United States, *Physical Therapy Reviews,* 18(5), S. 316-326

Dekan, C.M., Stark, A.M., Gates, C.A., Czerniec, S.A., Hobbs, C.L., Bullock, L.D. und Kolodziej, I.I. (2009) Ein Profil der klinischen Physiotherapie-Ausbildung, *Australian Health Review,* 33(1), S. 38-46

Denzin, N.K. und Lincoln, Y.S. (2003) Einführung - die Disziplin und Praxis der qualitativen Forschung, in: Denzin, N.K. und Lincoln, Y.S. (Hrsg.) *Strategien der qualitativen Forschung.* Tausend Seen: Weiser

Gesundheitsministerium (2008a) Hochqualifizierte Arbeitskräfte. [Online]. Erhältlich                                                                                                                    unter: http://webarchive.nationalarchives.gov.uk/20130107105354/http://www.dh.gov. uk/prod_consum_dh/groups/dh_digitalassets/@dh/@en/documents/digitalasset /dh_085841.pdf Department of Health (2008b) *Research governance framework for health and social care.* [2.] Aufl. London: London: Gesundheitsministerium

Gesundheitsministerium (2011a) Gesundes Personal, bessere Versorgung der Patienten - Neuausrichtung der arbeitsmedizinischen Dienste auf den NHS in England.               [Online].               Verfügbar               unter: http://www.gov.uk/government/uploads/system/uploads/attachments_data/file /216379/dh_128814.pdf

Gesundheitsministerium (2011b) NHS-Rahmen zur Verbesserung von Gesundheit und         Wohlbefinden.         [Online].         Verfügbar         unter: http://www.gov.uk/government/uploads/system/uploads/attachment_data/ Datei 216380/dh_128813.pdf

Department of Work and Pensions (2008) Arbeiten für eine gesündere Zukunft. [Online].               Erhältlich               unter: http://www.gov.uk/goverment/uploads/system/uploads/attachment_data/file/2 09782/ hwwwb-arbeiten-für-eine-gesündere-Morgen.pdf

Ministerium für Arbeit und Renten (2015) Fit note. [Online]. Erhältlich unter: http://www/gov.uk/government/organisations/department-for-work-pensions/series/fit-note

De Vaus, D. (2001) *Forschungsdesign in der Sozialforschung.* London: Weiser

Dionne, C.E., Bourbonnais, R., Fremont, P., Rossignol, M., Stock, S.R. und Larocque, I.A. (2005) A clinical return-to-work rule for patients with back pain, *Canadian Medical Association Journal,* 172, S. 1559-1567

Doyle, Y. und Bull, A. (2000) Role of private sector in United Kingdom healthcare system, *British Medical Journal,* 321(7260), S. 563-565

Elliott, R., Fischer, C. und Rennie, D. (1999) Evolving guidelines for publication of qualitative research studies in psychology and related fields, *British Journal of Clinical Psychology,* 38, S. 215-229

Fakultät für arbeitsmedizinische Krankenpflege (2018) Professionalität-Führung-Qualität-Zusammenarbeit-Kompetenz-Integrität. [Online]. Erhältlich unter: http://www.fohn.org.uk/

Fakultät für Arbeitsmedizin (2010) Zukünftige Richtungen für die arbeitsmedizinische Versorgung in Großbritannien. [Online]. Verfügbar unter: http://www.fom.ac.uk/wp-content/uploads/pp_natstrat.pdf

Fakultät für Arbeitsmedizin (2015) National School of Occupational Health - Freie Stellen im Vorstand. [Online]. Erhältlich unter: http://www.fom.ac.uk/vacancies/national-school-of-occupational-health-board-vacancies

Fakultät für Arbeitsmedizin (2016) Lehrplan für die Facharztausbildung für Arbeitsmedizin. [Online]. Erhältlich unter: http://www.fom.ac.uk/wp-content/uploads/curriculum-occupational-medicine-January-2016.pdf

Farmer, T., Robinson, K., Elliott, S. und Eyles, J. (2006) Developing and implementing a triangulation protocol for qualitative health research, *Qualitative Health Research,* 16, S. 377-394

Finlay, L. (2003) Die reflexive Reise: Kartierung mehrerer Routen, in: Finlay, L. und Gough, B. (Hrsg.) *Reflexivität: Ein praktischer Leitfaden für Forscher sowie Gesundheits- und Sozialwissenschaften.* Oxford: Blackwell Science Limited

Flick, U. (2002) *Eine Einführung in die qualitative Forschung.* 2. Aufl. London: Salbei

Flynn, R. (2002) Klinische Governance und Gouvernementalität, *Gesundheit, Risiko und Gesellschaft,* 4(2), S. 155-173

Fulton, C.L. und Else, R. (1997) Rehabilitation in der Physiotherapie, in: Doyle, D., Hanks, G.W. und MacDonald, N. (Hrsg.) *Oxford Lehrbuch der Physiotherapie*. Oxford: Oxford-Universitätspresse

Friedman, A.L. und Miles, S. (2002) Entwicklung der Stakeholder-Theorie, *Journal of Management Studies*, 39, S. 1-21

Frisch, M.H. (2001) The emerging role of the internal coach, *Zeitschrift Consulting Psychology Journal: Praxis und Forschung*, 53(4), S. 240-250

Gale, N.K., Thomas, G.M., Thwaites, R., Greenfield, S. und Brown, S. (2016) Towards a sociology of risk work: a narrative review and synthesis, *Soziologie-Kompass*, 10, S. 1046-1071

Galley, P. (1976) Patientenüberweisung und der Physiotherapeut, *Australian Journal of Physiotherapy*, 22(3), 117-120

Gandek, B., Ware, J.E., Aaronson, N.K., Apolone, G., Bjorner, J.B., Brazier, J.E., Bullinger, M., Kaasa, S., Leplege, A., Prieto, L. und Sullivan, M. (1998) Kreuzvalidierung der Itemauswahl und der Punktevergabe für die SF-12-Gesundheitserhebung in neun Ländern: Ergebnisse des IQQLA-Projekts, *Journal of Clinical Epidemiology*, 51(11), S. 1171-1178

Allgemeine Ärztekammer (2017) Vertraulichkeit: Gute Praxis im Umgang mit Patienteninformationen. [Online]. Verfügbar unter: http://www.gmc-uk.org/Confidentiality2017.pdf_69037815.pdf

General Medical Council (2009) Supplementary guidance on confidentiality: disclosure information for insurance, employment and similar purposes. [Online]. Verfügbar unter: www.gmc-uk.org/confidentiality_disclosing_info_insurance_2009.pdf_27493823.pdf

Germov, J. (2000) *Zweite Meinung: eine Einführung in die Gesundheitssoziologie.* 2. Auflage: Süd-Melbourne: Universität Oxford: Presse

Grimmer, K., Beard, M., Bell, A., Chipchase, L., Edwards, E., Fulton, I. und Gill, T. (2000) On the constructs of quality physiotherapy, *Australian Journal of Physiotherapy*, 46(1), S. 3-7

Gross, A.R., Hoving, J.L., Haines, T.A., Goldsmith, C.H., Aker, P. und Bronfort, G. (2004) A Cochrane review of manipulation and mobilisation for mechanical neck disorders, *Spine*, 29, pp. 1541-1548

Gulsecen, S. und Kubat, A., (2006) Teaching ICT to teacher candidates using PBL: a qualitative and quantitative evaluation. *Bildungstechnologie und Gesellschaft*, 9(2), S. 96-106

Guo, K.J., Yolles, M., Fink, G. und Iles, P. (2016) *The changing organization: agency theory in a cross-cultural context.* Cambridge: Universität Cambridge: Presse

Hammond, R., Cross, V. und Moore, A. (2016) Die Konstruktion der beruflichen Identität durch Physiotherapeuten: eine qualitative Studie, *Physiotherapie,* 102(1), S. 71-77

Hampton, S. (2012) A personal journey towards any qualified provider in the NHS, *British Journal of Community Nursing,* 17(9), S. 34-37

Health and Safety Executive (2009a) Ein Leitfaden zur Regelung von Sicherheit und Gesundheitsschutz in Großbritannien. [Online]. Erhältlich unter: http://hse.gov.uk/pubns/web42.pdf.

Health and Safety Executive (2009b) *Selbstberichtete arbeitsbedingte Erkrankungen im Jahr 2007/8.* Caerphilly: Health and Safety Executive Books

Health and Safety Executive (2012) Erfolgreiches Gesundheits- und Sicherheitsmanagement. [Online]. Verfügbar unter: http://hse.gov.uk/pubns/books/hsg65.htm.

Informationszentrum für Gesundheits- und Sozialfürsorge (2012) Unterstützung und Beratung. [Online]. Erhältlich unter: http://www.ic.nhs.uk/

Health Education England (2017) Multiprofessioneller Rahmen für fortgeschrittene klinische Praxis in England. [Online]. Verfügbar unter: https://hee.nhs.uk/our-work/advanced-clinical-practice/multi-professional-framework.

Parlament Ihrer Majestät (2012) Gesetz über Gesundheits- und Sozialfürsorge. [Online]. Verfügbar ab: http://www.legislation.gov.uk/ukpga/2012/7/contents/enacted

Higgs, J., Refshauge, K. und Ellis, E. (2001) Portrait des Berufsstandes der Physiotherapeuten, *Journal of Interprofessional Care,* 15(1), S. 79-89

Hoenich, J.M. (1997) Physiotherapie in der Arbeitsmedizin in der Industrie, International Journal of Therapy and Rehabilitation, 4(11), S. 609 - 612

Irvine, H.J. und Gaffikin, M. (2006) Getting in, getting on and getting out: Überlegungen zu einem qualitativen Forschungsprojekt, *Accounting, Auditing and Accountability Journal,* 19(1), S. 115-145

Jackson, W. (2003) *Methoden: Sozialforschung betreiben.* [3.] Aufl. Toronto: Lehrlingshalle

Jelsma, J. und Clow, S. (2005) Ethische Fragen im Zusammenhang mit qualitativer Forschung, *South African Journal of Physiotherapy,* 61(1), S. 3-6

Jewell, C. J. and Bero, L.A. (2008) Developing good taste in evidence": facilitators of and obstacles to evidence-informed health policy making in state government, *Milbank Quarterly,* 86(2), S. 177-208

Johnson, J.M. (2001) Ausführliche Befragung, in: Gubrium, J. und Holstein J. (Hrsg.) *Handbuch der Interviewforschung: Kontext und Methoden.* Tausend Eichen: Weiser

Johnson, L.S., Archer-Heese, G., Caron-Powles, D.L. und Dowson, T.M. (2001) Work hardening: überholte Modeerscheinung oder wirksame Intervention? *Arbeit,* 16(3), S. 235-243

Johnson, V. (2013) Arbeitsmedizinische Physiotherapie, *Übersichtsarbeiten zur Physiotherapie,* 18(5), S. 313-315

Jones, M., Grimmer, K., Edwards, I., Higgs, J. und Trede, F. (2006) Challenges in applying best evidence to physiotherapy, *The Internet Journal of Allied Health Sciences and Practice,* 4(3)

Jones, N. und Walsh, C. (2008) *Policy briefs als Kommunikationsinstrument für die Entwicklungsforschung.* Überseeisches Institut für Entwicklung.

Kennedy, C.A., Haines, T. and Beaton, D.E. (2006) Es wurden acht prädiktive Faktoren identifiziert, die mit den Reaktionsmustern während der Physiotherapie bei Weichgewebe-Schultererkrankungen verbunden sind, *Journal of Clinical Epidemiology,* 59, S. 485-496

Kersten, P., McPherson, K., Lattimer, V., George, S., Bretonisch, A. und Ellis, B. (2007) Physiotherapie erweiterte das Spektrum der Praxis - wer macht was und warum? *Krankengymnastik,* 93, S. 235-242

Kirk, H. (2012) The role of advanced nursing practice in occupational health, *Occupational Medicine,* 62(7), S. 574-577

Kumar, S.P. (2010) Physiotherapie: Vergangenheit, Gegenwart und Zukunft - ein Paradigmenwechsel, *Journal of Physical Therapy,* 1(2), S. 58-67

Ladyshewsky, R.K. (2006) Building cooperation in peer coaching relationships: understanding the relationship between reward structure, larner preparedness, coaching skill and larner engagement, *Physiotherapie,* 92, S. 4-10

Larsson, I. und Gard, G. (2006) Konzeptionen des physiotherapeutischen Wissens unter schwedischen Physiotherapeuten: eine phänomenographische Studie, *Physiotherapie,* 92(2), S. 110-115

Lee, A.S. und Baskerville, R.L. (2003) Generalizing generalizability in information systems research, *Information Systems Research,* 14(3), S. 221-143

Lee, P. (2005) The process of gatekeeping in health care research, *Nursing Times,* 101(32), S. 36-37

Lincoln, Y.S. und Guba, E.G. (1985) *Naturalistische Untersuchung.* Beverly Hills: Sage

Lincoln, Y.S. und Guba, E.G. (2000) Paradigmatische Kontroversen, Widersprüche und sich abzeichnende Konfluenzen, in: Denzin, N.K. und Lincoln, Y.S. (Hrsg.) *Handbuch der qualitativen Forschung.* Tausend Eichen: Weiser

Linton, S.J. und Hallden, K. (1998) Können wir nach problematischen Rückenschmerzen suchen? Ein Screeningfragebogen zur Vorhersage von Ergebnissen bei akuten und subakuten Rückenschmerzen, *The Clinical Journal of Pain,* 14, S. 209-215

Loisel, P., Buchbinder, R., Hazard, R., Keller, R., Scheel, I., van Tulder, M. und Webster, B. (2005) Prevention of work disability due to musculoskeletal disorders: the challenge of implementing evidence, Journal of Occupational Rehabilitation, 15(4), S. 507-524

Loisel, P., Lemaire, J., Poitras, S., Durand, M.J., Champagne, F., Stock, S., Diallo, B. und Tremblay, C. (2005) Cost-benefit and cost-effectiveness analysis of a disability prevention model for back pain management: a six year follow up study, *Occupational Environmental Medicine,* 59, pp. 807-815

Mason, M. (2010) Sample size and saturation in PhD-Studien mit qualitativen Interviews, *Qualitative Sozialforschung,* 11(3), S. 8-21

Melnyk, B.M. und Fineout-Overholt, E. (2011) *Evidence-based practice in nursing and healthcare: a guide to best practice.* Philadelphia: Lippincott, Williams und Wilkins.

Middlesex University London (2014) Verhaltenskodex für die Forschung: Grundsätze und Verfahren. [Online]. Erhältlich unter: http://www.mdx.ac.uk/about-us/policies/university-ethics-framework

Morse, J., Barrett, M., Mayan, M., Olson, K. und Spiers, J. (2002) Verifikationsstrategien zur Etablierung von Reliabilität und Validität in der qualitativen Forschung, *International Journal of Qualitative Methods,* 1(2), S. 1-19

NHS England (2015) Der NHS Fünf-Jahres-Blick nach vorn. [Online]. Erhältlich unter: http://www.england.nhs.uk/ourwork/futurenhs/

NHS Arbeitgeber (2012) Neuausrichtung der arbeitsmedizinischen Dienste. [Online]. Verfügbar unter: http://www.nhsemployers.org/HealthWorkplaces/Keeping-staff-well/OccupationalHealth/Pag es/Realigningoccupationalhealthservices.aspx

Rat für Krankenpflege und Hebammen (2017) Arbeitsmedizinische Fähigkeiten und Rollenentwicklung in der Krankenpflege. [Online]. Erhältlich unter: https://www.rcn.org.uk/clinical-topics/public-health/specialist-areas/occupational-health/occupational-health-nursing-skills-and-role-development

Oesch, P.R., Kool, J.P., Bachmann, S. und Devereux, J. (2006) The influence of a functional capacity evaluation on fitness for work certificates in patients with non-specific chronic low back pain, *Work,* 26(3), pp.259-271

Ogulata, S.N., Koyuncu, M. und Karakas, E. (2008) Personal- und Patientenplanung in den stark nachgefragten Krankenhausdiensten: eine Fallstudie in den physiotherapeutischen Diensten, *Naval Research Logistics,* 32(3), S. 221-228

Oldmeadow, L., Bedi, H., Burch, H., Smith, J., Leahy, E. und Goldwasser, M. (2000) Erfahrene Physiotherapeuten als Pförtner in der orthopädisch-ambulanten Krankenhausversorgung, *Medical Journal of Australia,* 186(12), S. 625-628

O'Meara, P. (2003) Would a prehospital practitioner model improve patient care in rural Australia, *Emergency Medicine Journal,* 20(2), S. 199-203

Osman, A., Barrios, F., Gutierrez, P., Kopper, B., Merrifield, T. und Grittmann, L. (2000) The pain catastrophising scale: further psychometric evaluation with adult samples, *Journal of Behavioural Medicine,* 23(4), S. 351-365

Ouellette, V., Badii, M., Lockhart K. und Yassi A. (2007) Worker satisfaction with a workplace injury prevention and return-to-work programme in a large Canadian hospital: the importance of a integrated approach, *Work,* 10(1), S. 44-52

Ovretveit, J. (1985) Medizinische Dominanz und die Entwicklung der beruflichen Autonomie in der Physiotherapie, *Soziologie von Gesundheit und Krankheit,* 7(1), S. 76-93

Palmer, K.T., Poole, J., Rawbone, R.G. and Coggon, D. (2004) Quantifizierung der Vor- und Nachteile des genetischen Screenings vor der Platzierung, Arbeits- und Umweltmedizin, 61(5), S. 448-453

Paton, N. (2011) GPs question effectiveness of fit note for return to work, *Occupational Health,* 63(8), S. 4

Patton, M.Q. (2002) *Qualitative Forschungs- und Bewertungsmethoden.* [3.] Aufl. London: Weiser

Pizzari, T. und Davidson, M. (2013) Die Gesundheitsergebnisse können durch die Einführung eines Anbieterprogramms für Arbeitsphysiotherapie verbessert werden, *Physiotherapy Research International,* 18(1), S. 47-54

Phillips, C.J., Phillips, R., Main, C.J., Watson, P.J., Davies, S., Farr, A., Harper, C., Noble, G., Aylward, M., Packman, J., Downton, M. and Hale, J. (2012) The cost effectiveness of NHS physiotherapy support for occupational health services, *BMC Musculoskeletal Disorders,* 13, S. 29-39

Pinnington, M.A., Miller, J. und Stanley, I. (2004) An evaluation of prompt access to physiotherapy in the management of low back pain in primary care, *Family Practice,* 21(4), S. 372-380

Ragins, B.R., Cotton, J.L. und Miller, J.S. (2000) Randbetreuung: Die Auswirkungen der Art des Mentors, der Beziehungsqualität und der Programmgestaltung auf arbeits- und karrierebezogene Einstellungen, *Academy of Management Journal,* 43, S. 1177-1194

Rapport, F. und Wainwright, P. (2006) Phänomenologie als Paradigma der Bewegung, *Nursing Inquiry,* 13(3), S. 228-236

Rawlins, M.D. und Culyer, A.J. (2004) National Institute for Clinical Excellence und seine Werturteile, *British Medical Journal,* 329, S. 224-227

Reesink, D.D., Jorritsma, W. und Reneman, M.F. (2007) Basis for a functional capacity evaluation methodology for patients with work-related neck disorders, *Journal of Occupational Rehabilitation,* 7(3), pp. 436-449

Renton, J. (2009) *Coaching und Mentoring: was sie sind und wie man das Beste aus ihnen macht.* New York: Bloomberg-Presse

Ritchie, J. und Lewis, J. (2003) *Qualitative Forschungspraxis: ein Leitfaden für Studenten und Forscher der Sozialwissenschaften.* London: Weiser

Ritchie, J. und Spencer, L. (1994). Qualitative Datenanalyse für angewandte Politikforschung, in: Bryman, A. und Burgess, R.G. (Hrsg.) *Analyse qualitativer Daten.* New York: Routine

Robertson, V., Oldmeadow, L., Cromie, J. und Grant, M. (2003) Taking charge of change: a new career structure in physiotherapy, *Australian Journal of Physiotherapy,* 49(4), S. 229-231

Rose, K. (1994) Unstrukturierte und halbstrukturierte Befragung, *Krankenschwester-Forscherin,* 1(3), S. 23-32

Roskell, C. (2013) Eine Untersuchung der beruflichen Identität, die in den britischen Lehrplan für kardiorespiratorische Physiotherapie eingebettet ist, *Physiotherapie,* 99(2), S. 132-138

Roulston, K., de Marrais, K. und Lewis, J.B. (2003) Learning to interview in the social sciences, *Qualitative Inquiry,* 9(4), S. 643-668

Royal College of Physicians (2015) Work and Wellbeing in the NHS: why staff health matters to patient care. [Online]. Erhältlich unter: https://www.rcplondon.ac.uk/ resources/work-and-wellness-hs-why-staff-health-matters Patientenversorgung

Safe Effective Quality Occupational Health Service (2013) SEQOHS-Akkreditierungssystem für arbeitsmedizinische Dienste. [Online]. Verfügbar unter: http://www. seqohs.org/Default.aspx

Sicherer, wirksamer und qualitativ hochwertiger arbeitsmedizinischer Dienst (2015) SEQOHS Physiotherapeutische arbeitsmedizinische Dienste. [Online]. Verfügbar unter: https://www.seqohs.org/Page.aspx?pid=800ab=2

Sandelowski, M. (2000) Combining qualitative and quantitative sampling, data collection and analysis techniques in mixed-methods studies, *Research in Nursing and Health,* 23(3), S. 246-255

Sanderson, K. und Andrews, G. (2002) The SF-12 in the Australian population: cross-validation of item selection, *Australian and New Zealand Journal of Public Health,* 26, S. 343-345

Schonstein, E., Kenny, D.T., Keating, J. und Koes, B.W. (2003) Work conditioning, Work hardening and functional restoration for workers with back and neck pain, *Cochrane Database Systematic Reviews,* 1, S. 1-63

Scott, L. und Grimmer K. (1995) Clinical indicators: a methodological approach, *Journal of Quality in Clinical Practice,* 15, S. 51-56

Scott, T., Mannion, R., Davis, H. und Marshall, M. (2003) Implementing culture change in healthcare: theory and practice, *International Journal of Quality in Health Care,* 15(2), S. 111-118

Sears, L.E., Shi, Y., Coberley, C.R. and Pope, J.E. (2013) Overall well-being as a predictor of health care, productivity, and retention outcomes in a large employer, *Population Health Management,* 16(6), S. 397-405

Sim, J. (2010) Auseinandersetzung mit Konflikten in der Forschungsethik: Zustimmung und Schadensrisiko, *Physiotherapieforschung International,* 15, S. 80-87

Shaw, I. und Gould, N. (2001) Feldforschungswahlen im Kontext, in: Shaw, I. und Gould, N. (Hrsg.) *Qualitative Forschung in der Sozialen Arbeit.* London: Weiser

Shenton, A.K. (2004) Strategies for ensuring trustworthiness in qualitative Forschungsprojekte, *Education for Information,* 22, S. 63-75

Srivastava, N., Tucker, J., Draper, E. und Miller, M. (2008) Ein Literaturüberblick über Prinzipien, Richtlinien und Praxis in erweiterten Pflegefunktionen in Bezug auf die Intensivpflege in Großbritannien, *Journal of Clinical Nursing,* 17(20), S. 2671-2680

Smith, J. und Firth, J. (2011) Qualitative Datenanalyse: der Rahmenansatz, *Nurse Researcher,* 8(2), S. 52-62

Smith, S., Roberts, P. und Balmer, S. (2000) Rollenüberschneidungen und Berufsgrenzen: zukünftige Implikationen für Physiotherapie und Ergotherapie im NHS-Forum, *Physiotherapie,* 86(8), S. 397-400

Stake, R.E. (2006) *Analyse mehrerer Fallstudien.* New York und London: Die Guildford-Presse

Stiller, K. (2000) Physiotherapie auf der Intensivstation: Auf dem Weg zu einer evidenzbasierten Praxis, *Chest,* 118(6), S. 1801-1813

Sue-Chan, C., und Latham, G.P. (2004) The relative effectiveness of external, peer, and self-coaches, *Applied Psychology: Eine internationale Zeitschrift,* 53, S. 260-278

Thorne, A. (2001) *Persönliches Coaching: Freisetzung von Potenzialen bei der Arbeit.* London: Kogan Page

Torrance, I. und Heron, R. (2017) Arbeitsmedizin sollte Teil des NHS sein, *British Medical Journal,* 357:j2334

Waddell, G., Newton, M., Henderson, I., Somerville, D. und Main, C.J. (1993) A fear-avoidance beliefs questionnaire (FABQ) and the role of fear-avoidance beliefs in chronic low back pain and disability, *Pain,* 52(2), pp. 157-168

Wagstaff, S. (2001) Physiotherapie mit erweitertem Umfang: der Weg zum beratenden Physiotherapeuten? *Krankengymnastik,* 87(1), S. 2-3

Watson, P.J., Bowey, J., Purcell-Jones, G. and Gales, T. (2008) Die Bescheinigung der Abwesenheit von Allgemeinmedizinern wegen Krankheit bei Kreuzschmerzen steht in keinem direkten Zusammenhang mit dem Glauben an Rückenschmerzen, *European Journal of Pain,* 12, S. 314-320

Wind, H., Gouttebarge, V., Kuijer, P.P.F.M., Sluiter, J.K. und Frings-Dresen, M.H.W. (2006) The utility of functional capacity evaluation: the opinion of physicians and other experts in the field of return to work and disability claims, *International Archives of Occupational and Environmental Health,* 76(6), S. 528-534

Wind, H., Gouttebarge, V., Kuijer, P.P.F.M., Sluiter, J.K. und Frings-Dresen, M.H.W. (2009) Komplementärer Wert der Bewertung der funktionellen Kapazität für Ärzte bei der Beurteilung der körperlichen Arbeitsfähigkeit von Arbeitnehmern mit Muskel-Skelett-Erkrankungen, *Internationales Archiv für Arbeits- und Umweltgesundheit,* 82(4), S. 435-443

Wong, W., Galley, P. und Sheehan, M. (1994) Changes in medical refer referals to an a ambulant physiotherapy department, *Australian Journal of Physiotherapy,* 40(1), S. 9-14

Weltkonföderation für Physiotherapie (2010) Beschreibung der Physiotherapie: Was ist Physiotherapie? [Online]. Verfügbar unter: http://www.wcpt.org/node/29599

Weltgesundheitsorganisation (1995) Arbeitsmedizinische Dienste und Praxis. [Online]. Verfügbar unter: http://www.ilo.org/safework_bookshelf/english?content nd=857170174

Wottrich, A., Stenstrom, C., Engardt, M., Tham, K. und von Koch, L. (2004) Charakteristika physiotherapeutischer Sitzungen aus der Sicht des Patienten und des Therapeuten, *Behinderung und Rehabilitation,* 26(20), S. 1198-1205

Yin, R.K. (2009) *Fallstudienforschung: Design und Methoden.* [4.] Auflage. Los Angeles: Sage

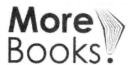

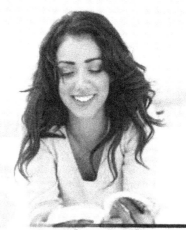

# I want morebooks!

Buy your books fast and straightforward online - at one of world's fastest growing online book stores! Environmentally sound due to Print-on-Demand technologies.

Buy your books online at
**www.morebooks.shop**

Kaufen Sie Ihre Bücher schnell und unkompliziert online – auf einer der am schnellsten wachsenden Buchhandelsplattformen weltweit! Dank Print-On-Demand umwelt- und ressourcenschonend produzi ert.

Bücher schneller online kaufen
**www.morebooks.shop**

KS OmniScriptum Publishing
Brivibas gatve 197
LV-1039 Riga, Latvia
Telefax: +371 686 204 55

info@omniscriptum.com
www.omniscriptum.com

OMNIScriptum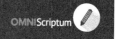

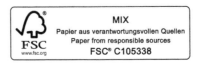

Printed by Books on Demand GmbH, Norderstedt / Germany